クスリ絵の医師が教える

心と体の不調を改善する電磁波ケアブック

医学博士
丸山アレルギークリニック理事長
丸山修寛 著

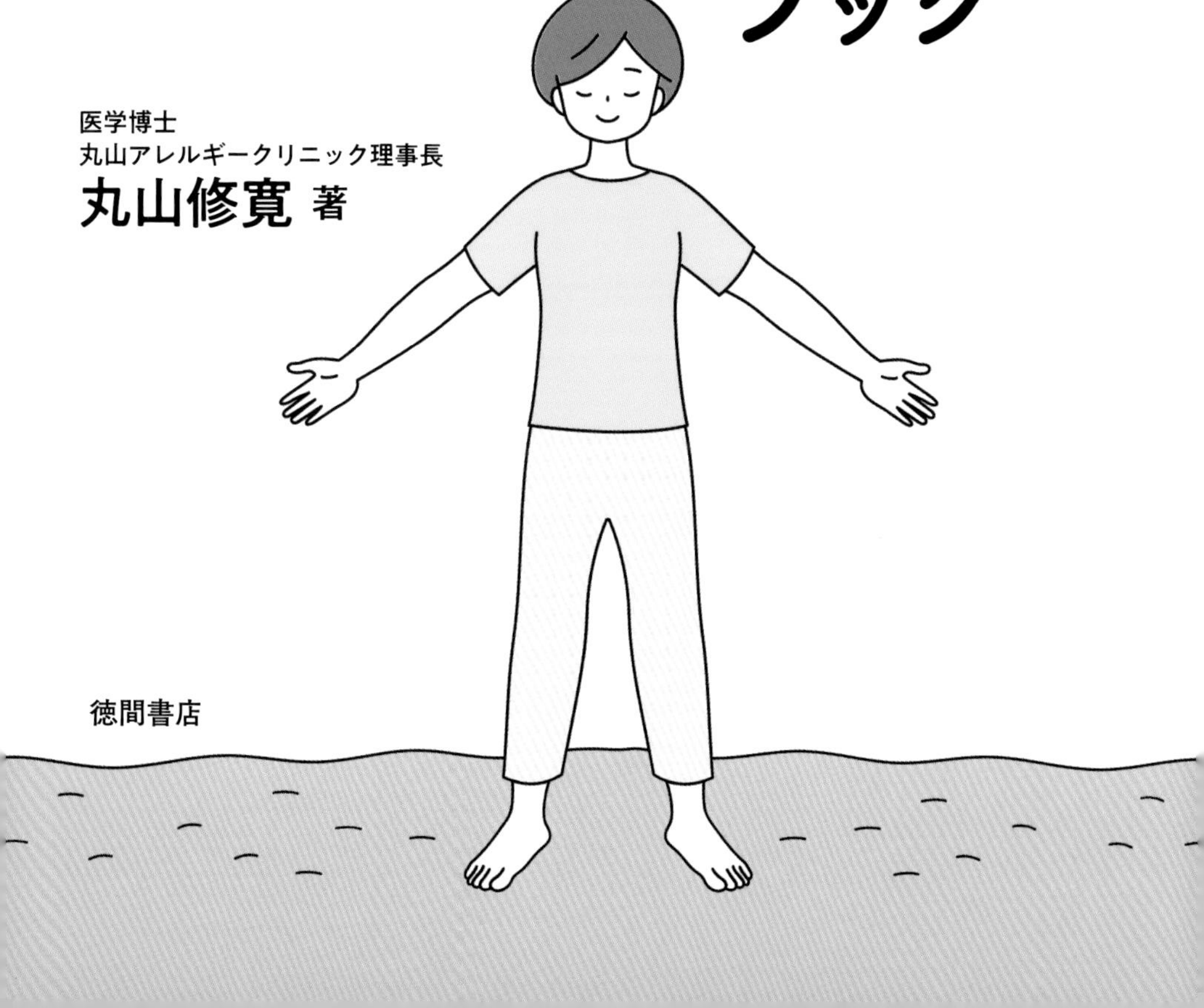

徳間書店

まったく笑わない2歳の女の子
まったく話さない4歳の男の子
1日に10回病院を訪ねてくる神経症の患者さん
腹水がたまったステージ5のがん患者さん
原因不明の熱が1カ月続いている6歳の男の子
猛烈なかゆみに襲われ、皮膚が真っ赤な中学生の女の子

信じられないかもしれませんが、
これはすべて電磁波が引き起こした病気です。

この本を手に取ったあなたは、
電気製品やインターネット回線が発する
「電磁波」が心や体に何か影響をもたらしているのでは？
と思っているはずです。

電磁波を浴びることが避けられない私たちは今こそ
「電磁波のことを知らなければいけない」
そして、
「対策をして共生していく」時に来ています。

この本は目に見えない電磁波について、
人の心や体に与える影響をできるだけわかりやすい言葉で
表現しました。方位磁石やラジオを使って電磁波のノイズが
どこから出ているか、すぐにわかる方法を紹介し、
そして有害な電磁波をいい電磁波（＝クスリ電気）へと変換する
一般医療機器「ブラックアイナノ」を
付けさせていただきました。

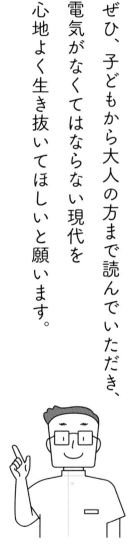

ぜひ、子どもから大人の方まで読んでいただき、
電気がなくてはならない現代を
心地よく生き抜いてほしいと願います。

丸山アレルギークリニック理事長
丸山修寛

目次

staff

編集協力：丸山純輝・田岡祐子(株式会社ユニカ)

企画・編集：神島由布子

装丁・デザイン：mocha design

写真：合田和弘

DTP：鈴木俊行(ラッシュ)

イラスト：渡邉美里(うさみみデザイン)

図版：中井正裕

PART
1

電磁波が人体に悪影響を与えていることを知ろう

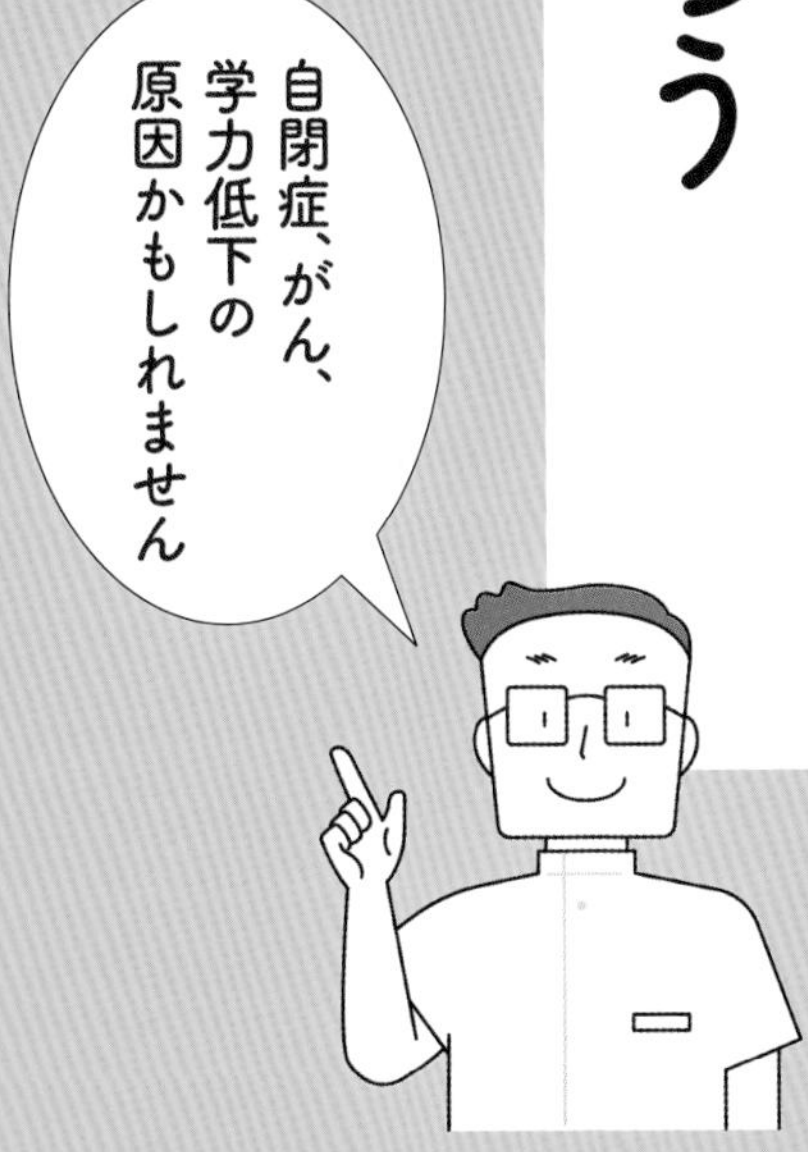
自閉症、がん、学力低下の原因かもしれません

アトピーから、うつ病、ステージ4のがん患者さんまで原因不明の患者が訪れるクリニック

私は、宮城県仙台市で「医療法人社団丸山アレルギークリニック」の理事長をしています。アレルギーというとアトピー性皮膚炎や喘息《ぜんそく》などの患者さんを診《み》るのが一般的ですが、私の病院には皮膚病の方はもちろん、うつ病の方からステージ4のがん患者さん、他の病院で「原因不明」と言われた方々が多数来院します。

これだけ医療が発達した現代においても、「原因不明」の病《やまい》はますます増えているのです。患者さんにとっても刻一刻と悪くなる病気を抱《かか》え、何科に行って誰に相談すればいいのかわからない状態。藁《わら》をもつかむ思いで来院されます。

そのような場合、私はまず有害な電磁波の影響を疑い、電磁波対策を行います。身の回りにある電気機器が発する有害電磁波が免疫を低下させ、その人の弱い部分に作用すると考えているからです。その考えは近頃、確信に変わっています。なぜなら電磁波対

策をしただけで、治る患者さんが多くいるからです。たったの20分の治療で今まで数年苦しんできた症状が緩和したり、一日でがんの腹水が消えることも珍しくありません。

私が電磁波の研究を始めたのは１９９５年。

約20年前に、末期がんの患者さんを約６～７割という驚異的な確率で完治させていたある医師に出会ったのがきっかけです。

私がいた大学でも末期がんの人は、その当時は数％しか助かりません。なぜそのようなことがその医師に可能なのか聞いてみると、「電磁波の問題を解決すれば、がんや難病は治る」ということでした。

「鍵は電磁波だ」と、すぐさま研究をスタート。患者さんを診る日々を送る一方、クリニックを立ち上げ、人体に及ぼす影響について調べ始めました。その頃はまだ、モバイルネットワークは２Ｇ時代。５Ｇの現在と比べると通信速度は１００万分の１程度でしたが、それでもアトピー性皮膚炎や眼の痛みを訴える患者さんが増えてきたのを覚えています。

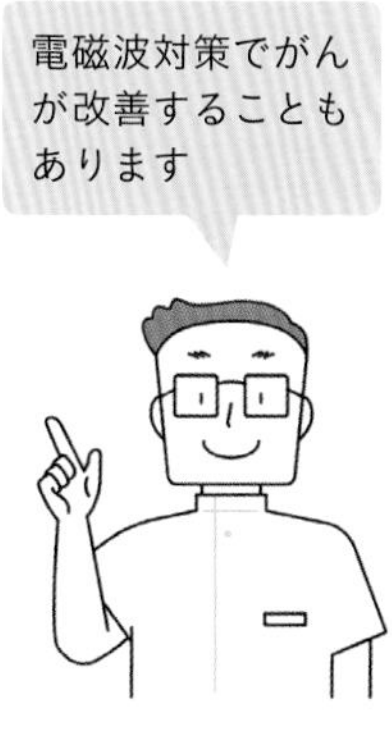
電磁波対策でがんが改善することもあります

電磁波環境は悪化する一方
日本は電磁波対策後進国のまま

現代社会を生きる人間は、子どもも大人も毎日大量の電磁波にさらされています。このような異常な事態はまだ始まったばかりですが、電気コンセントや家庭用電気製品、ブレーカーなどから出る電磁波は、家にいる間中、私たちの体を蝕《むしば》んでいます。

一歩外に出ても、携帯電話基地局からの電磁波が網の目のように張り巡らされ、会社に行けば数多くのパソコンや周辺機器が無線LANによってつながれた状況。電磁波のばく露を受けながら長時間仕事をしています。

直接触れるパソコン、タブレット、スマートフォンから発せられる電磁波が人体に及ぼす悪影響はさらに深刻です。これらはスマホ中毒やパソコン病、新型うつ病など、まったく新しい病気を引き起こしているのです。

24時間これほどまでに電磁波にばく露されていては、体に何かしらの影響が出て当たり前なのですが、日本では電磁波の危険性がメディアで報道されることもなく、ほぼ完全に否定されているのが現状です。日本は、世界で最も遅れている電磁波対策後進国と言えるのです。

海外の一部の国では政策として電磁波対策に取り組んでいます。静電気や電磁波に過敏に反応し、肌の炎症、めまい、呼吸困難などさまざまな症状を併発する症状を「電磁波過敏症」と言いますが、電磁波対策先進国スウェーデンでは「電磁波過敏症」は障害と認定、ヨーロッパの一部の国では保険対象として治療が進められています。

一方、日本では病名すら認知されていません。当院に来る患者さんに「あなたの症状や病気は電磁波によるものです」と言っても、ピンと来る人はほとんどいません。電磁波障害の対策をして症状がよくなって初めて、自分の病気は電磁波が関係していたのかもしれないと思うのです。電磁波が人体に悪影響を与えているという事実は、電磁波が目に見えないだけあって信じがたいのです。

まだまだ医療従事者の理解度も乏《とぼ》しいため、適切な治療を受けられず、多くの人が何年も同じ症状で苦しんでいます。家族の理解も得られず、病状だけが進行し、仕事はおろか、通常の生活を送ることすら困難になっている人もいるのです。

子どもの柔らかい脳は電磁波の影響をダイレクトに受けやすい

国の未来を作り上げていく次世代の子どもたち。私が一番心配しているのは、宝ものである子どもの脳に電磁波が多大なる悪影響を与えていることです。子どもは頭蓋骨が薄く、脳の神経細胞の分裂が活発なため、有害電磁波を吸収しやすい作りになっています。

下の図は携帯電話を使用した際の脳が電磁波を吸収する様子です。成人より子どものほうが電磁波が脳に及ぼす影響が大きいことがわかるでしょう。

【電磁波が頭部に与える影響】

携帯電話を左耳にあて使用した様子をコンピュータでイメージ化

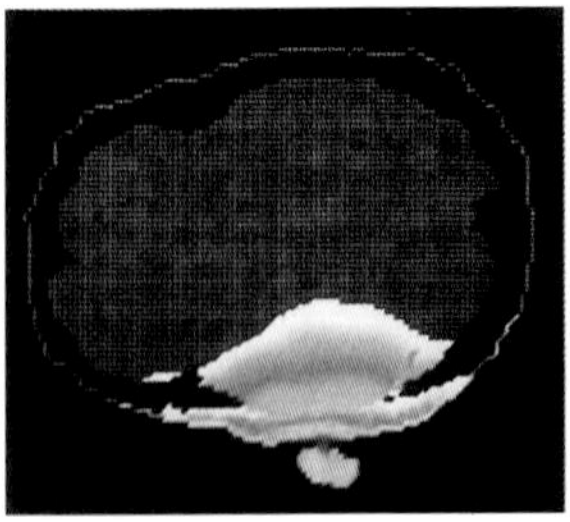

大人の脳

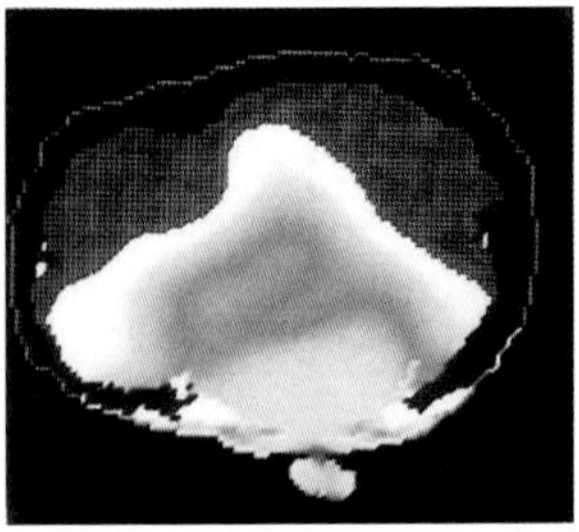

5歳児の脳

引用：Om P Gandhi　et al.“Electromagnetic Absorption in the Human Head and Neck for Mobile Telephones at 835 and 1900 MHz, IEEE Tra-sactions on Microwave. Theory and Techniques,　Vol.44,No.10.Oct,1996

子どもたちがタブレットやスマートフォンを前にすると画面をじっと見つめ、静かになることがよくありますが、これは集中しているのではなく、ボーッとすることが増えている状態です。タブレットやスマートフォンからの強い電磁波の刺激は脳血流が減少します。特に前頭前野の血流が低下するため、デジタル機器に毎日一定時間触れていると、逆に集中力が低下し、感情のコントロールがきかなる危険があります。

加えて今日のエレクトロニクス社会において、デジタル機器を使用している時だけ電磁波を浴びているわけではありません。Ｗｉ－Ｆｉ環境の普及により、意図せず受動的に電磁波をばく露してしまっているのです。

一般家庭のＷｉ－Ｆｉ普及率は２０２２年5月時点で9割超（総務省「令和3年通信利用動向調査」より）にものぼります。そのうえ、２０１９年にはＧＩＧＡスクール構想を政府がスタートさせました。子ども1人につき1台端末を用意し、高速大容量の通信ネットワークを整備する計画が急速に進められています。ほとんどの学校では無線ＬＡＮを使用しない時でもオンのまま。これは子どもたちが家にいる時に加え、学校にいる間も、長時間長期間にわたり電磁波にさらされ続けることを意味します。

どれだけ勉強しても長時間スマホを使うと成績が下がる?

ここに内閣府が2020年に発表した18歳以下のインターネット利用時間表があります。2歳の子ですら1日あたり平均約67分、約18%が2時間を超えて利用しています。利用時間は年齢とともに長くなる傾向にあり、17歳では平均4時間、約30%が5時間超という驚きの結果が出ています。

仙台市教育委員会が毎年行っているスマートフォンと数学の学力の調査結果に

【青少年のインターネットの利用時間(平日1日あたり)】

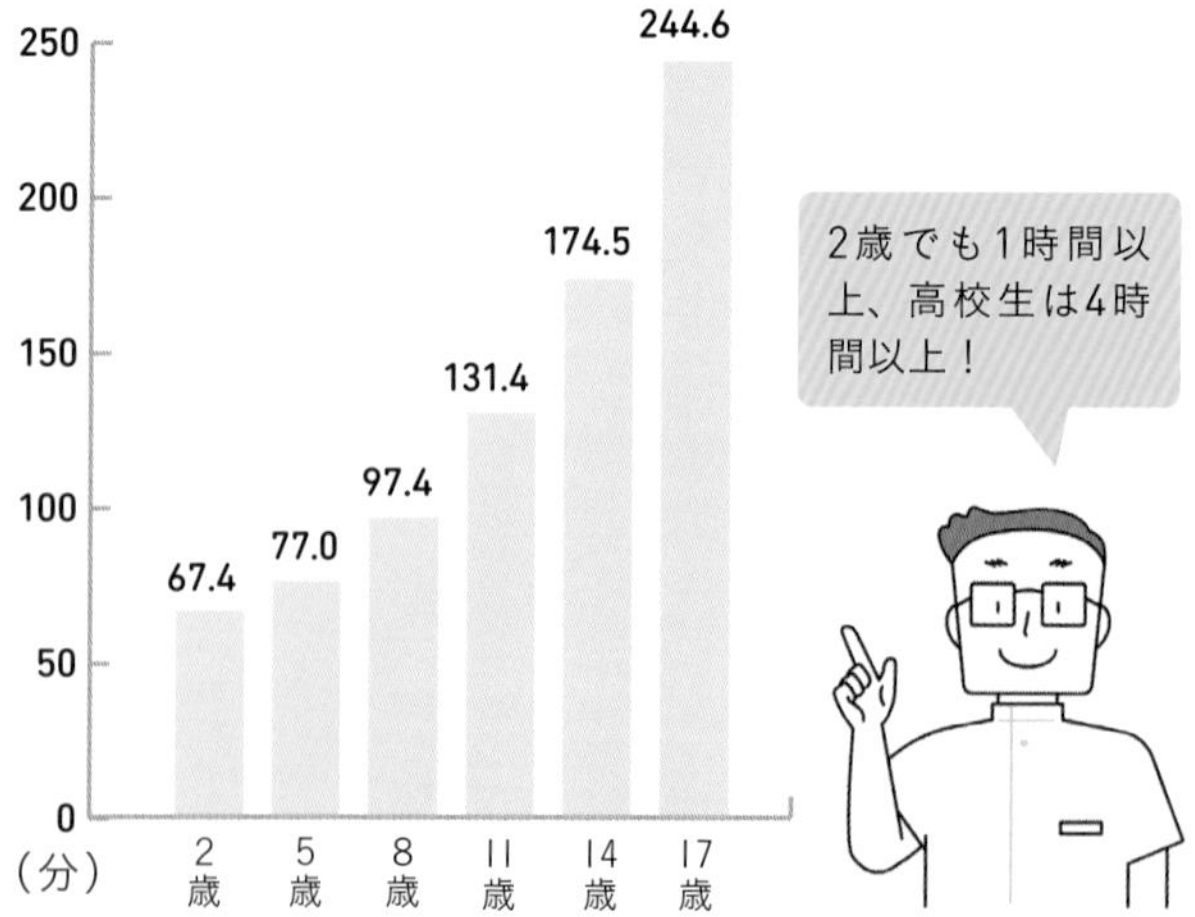

引用:総務省「令和元年度 青少年のインターネット利用環境実態調査」より

よると、動画視聴時間とテストの成績が反比例していることがわかります。

また、家でほとんど勉強をしないがスマートフォンを持っていない子の平均（63点）が、家で2時間以上勉強するがスマートフォンを4時間以上使用する子の平均（58点）を上回るという結果も出ています。これはスマートフォンでSNSやゲームを長時間すれば、勉強した時間が無駄になることを意味します。

ほかに、数年にわたる同プロジェクトの継続調査により、スマートフォンを使い始めると成績は急降下し、使用をやめると成績は徐々に上昇するということもわかってきました。

【スマートフォン使用時間と学力の関係】

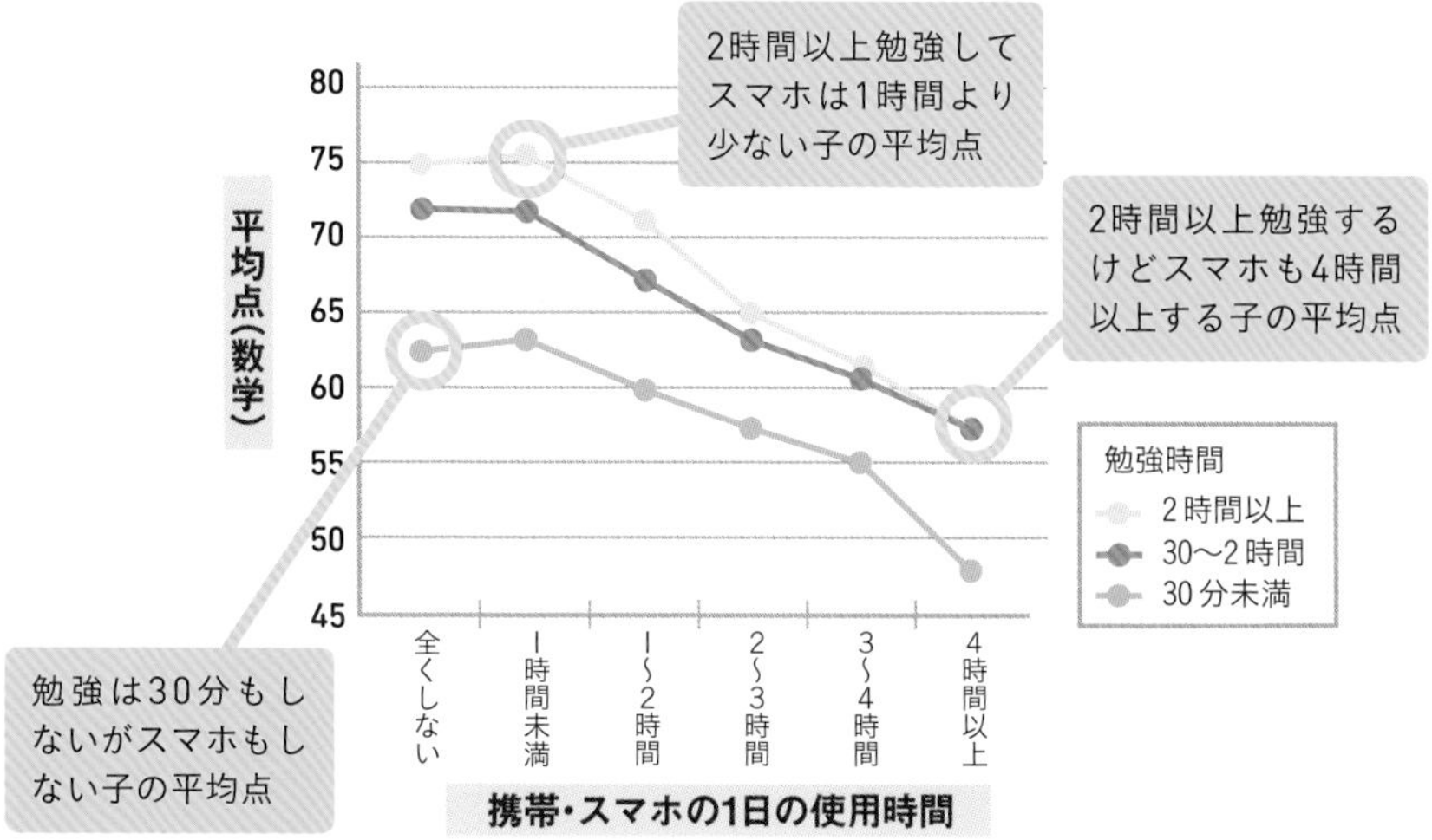

引用：「仙台市標準学力検査」等

自律神経の病気には電磁波が関係している 自閉症の数が12年間で約5倍に増加！

ワシントン州立大学名誉教授のマーティン・L・ポール博士が5Gの普及によって、アメリカでは自閉症で生まれる子どもが2人に1人になる可能性を指摘していますが、日本でも自閉症の子どもが急増しています。文部科学省が行った調査では、12年間で約5倍に増加、またADHDと学習障害と認められた子どもは、11倍以上増えています。48ページで詳細は述べていますが、**私は間違いなく電磁波が自律神経に作用すると考えています。**

【通級により指導を受けている児童生徒数の推移】

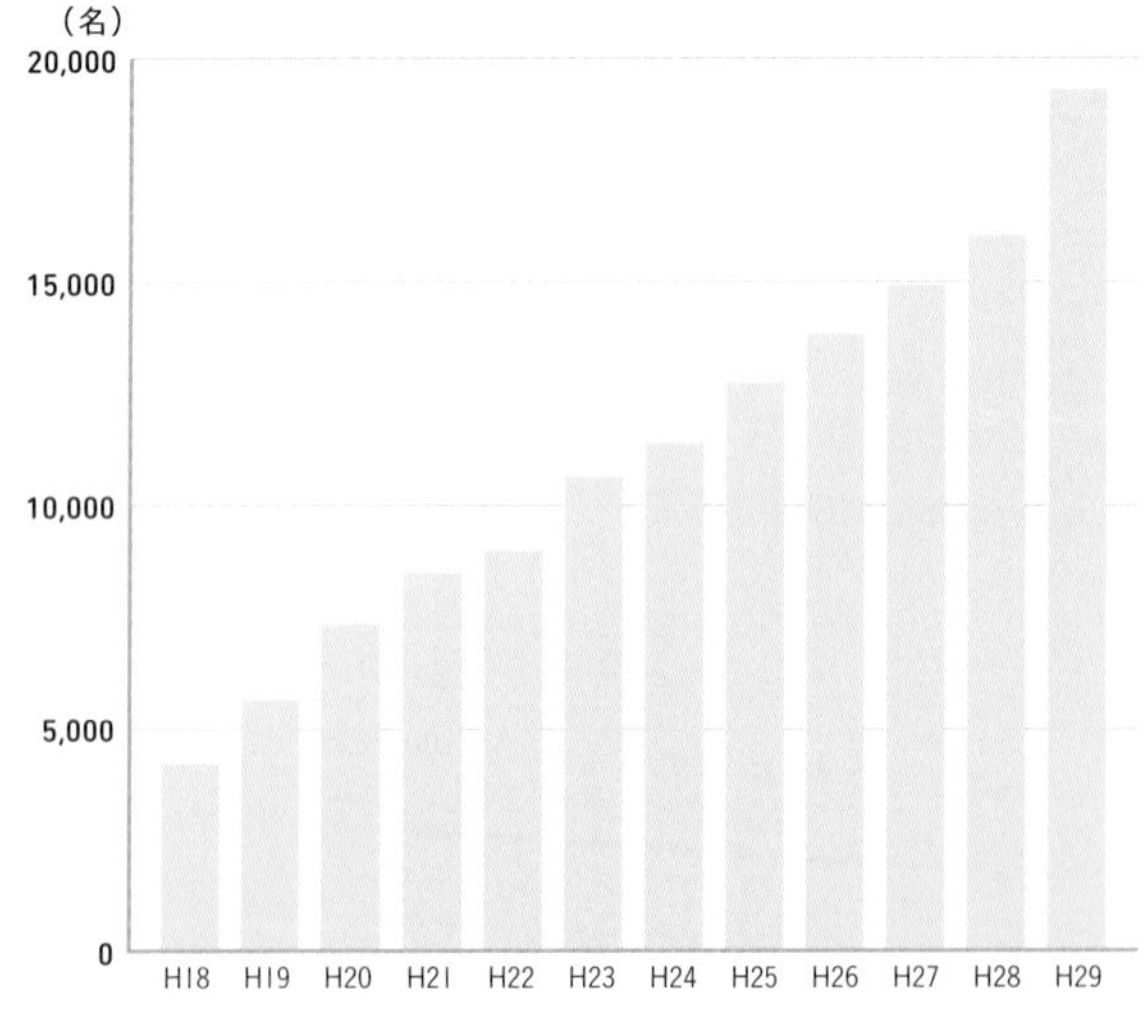

引用：文部科学省「令和2年度 通級による指導実施状況調査」

すべての自律神経の病気は電磁波が関与すると言っても、過言ではないでしょう。

ここに、胎児の時から電磁波に被爆している場合、出産後に被爆するよりも発達障害が出やすいという報告があります。

現在、スマートフォンを持っていない女性はほとんどいません。加えてここ数年の生活様式の変化で、一気にリモート環境が整い、長時間パソコンに向かっている方が増えました。妊娠中に電磁波対策なしで長時間スクリーンに向かっているのは危険です。おなか〈子宮〉の中の胎児は日々細胞分裂を繰り返し、臓器や脳を猛スピードで作り上げています。

【母親の携帯電話使用と子どもの発達障害】

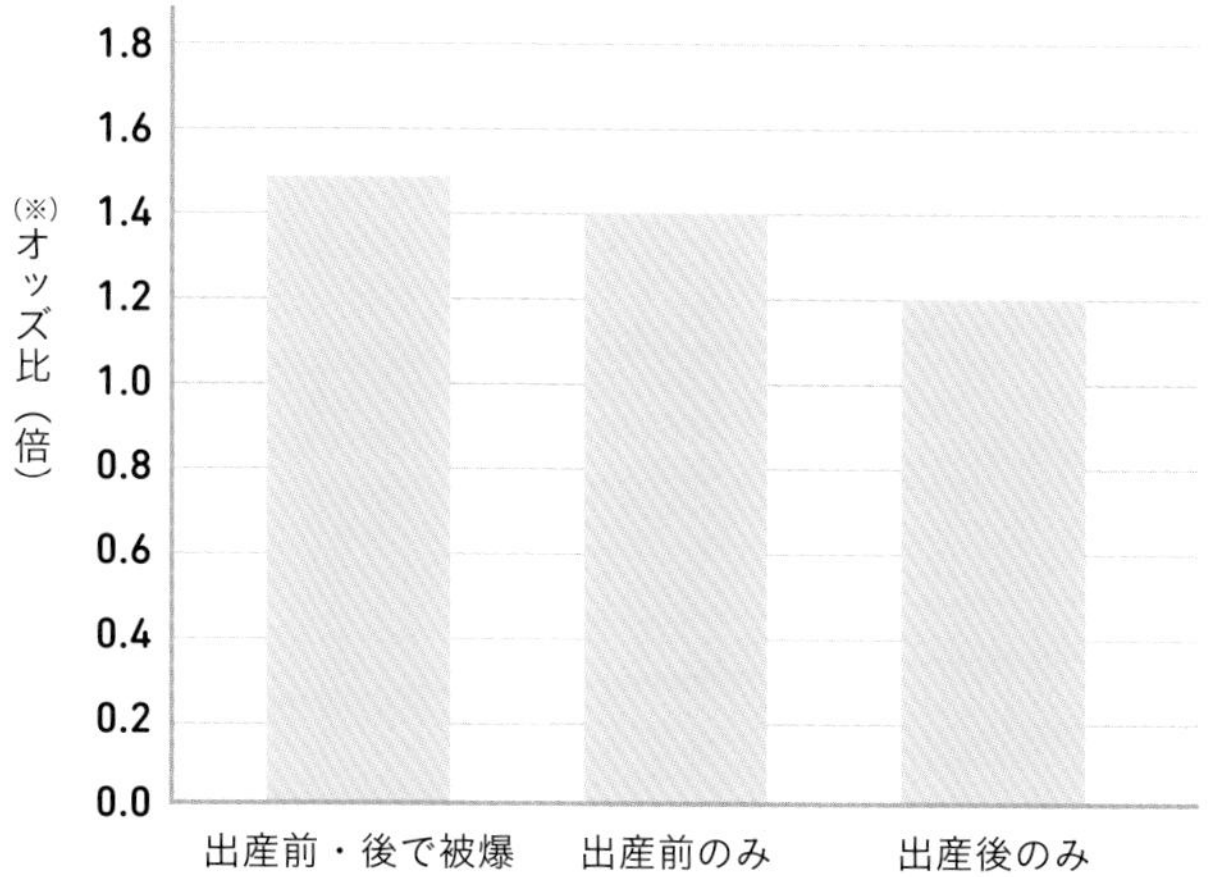

※統計学における事象の起こりやすさを表す指標。オッズ比が1より大きいと発症が増加していることを意味する。

引用「電磁波過敏症を治すには」 著：加藤やすこ（緑風出版）

海外では減少傾向。医療最先端国のはずの日本だけがなぜ、がん大国なの？

日本以外の先進国では、がんで死ぬ人が減少傾向にあります。それなのに、日本では2人に1人が一生のうちにがんと診断されます。がんで死亡する確率は男性は4人に1人、女性は6人に1人という高い確率を示す〝がん大国〟です（2019年・2021年国立がん研究センター調べ）。もしそれが、毎日寝ている場所の電気コンセントから出る人工電磁波が原因だとしたら、何らかの対策が必要になります。

日本の電気コンセントの差し込み口は2口でアース機能がありません。アースとは余分な電気を地中に返すことです。漏電《ろうでん》をした際の感電を防止し、電磁波を低減させます。海外の電気コンセントの多くは200V、感電すれば命の危険性が大きいため、アースが義務付けられているのです。

一方、日本の電気コンセントは100V。感電しても命の危険が少ないことから、エアコンや洗濯機など一部の家電を除いてアースの取り付けが行われていません。そのため、電気コンセントや家電からは、人体に有害な電磁波が発生しています。

たまに、「電気コンセントに測定器をあててもゼロを示す」という患者さんがいますが、これは電気コンセントからの電磁波を正しく測定できない機種を使っている場合が多いです。

無料貸し出しの電磁波測定器には、電気コンセントからの電磁波を正確に検出できないものがあります。正確な電磁波を測定するためにはドイツやスウェーデンの電磁波測定器を使うことをおすすめします。

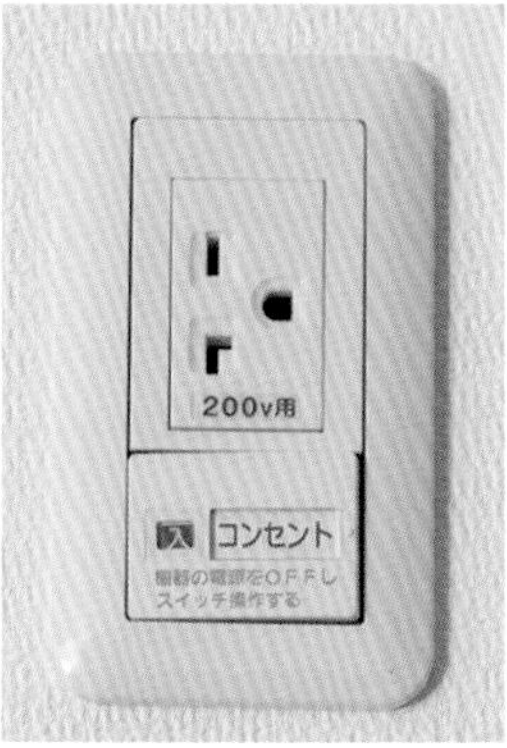

【3口電気コンセント】
海外はアース機能つきがほとんど。

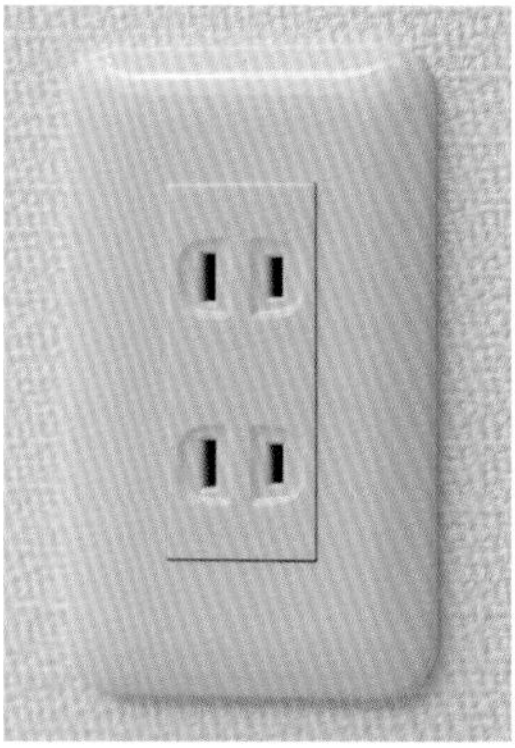

【2口電気コンセント】
日本はアース機能なしがほとんど。

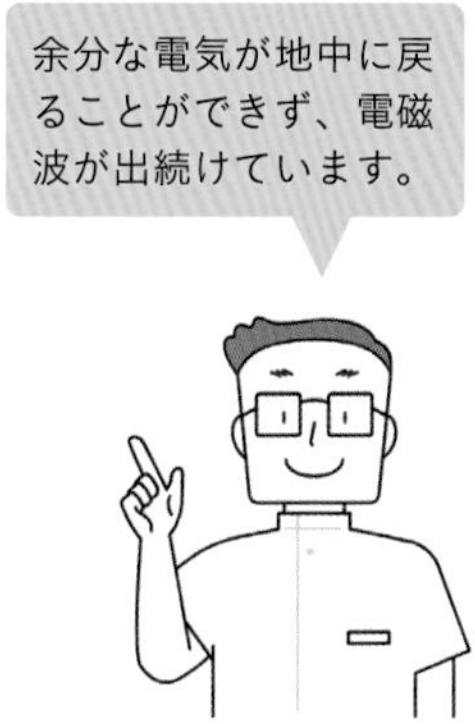
余分な電気が地中に戻ることができず、電磁波が出続けています。

私も、２口電気コンセントから出る電磁波で体調を壊したことがあります。ある時「頭が北枕になるように寝ると健康にいい」とあるテレビ番組で知り、その通りにしたところ、次の日の朝、耐え難い頭痛と体中の痛みを感じたのです。一緒に寝ていた妻も同じような症状を訴え、その痛みは日に日にひどくなりました。

頭の上の電気コンセントが原因ではないかと思い、電気コンセントに電磁波対策（本書に付いているグッズ「ブラックアイナノ」の前身を2個貼付）をすると、症状がピタリとなくなったのです。電気コンセントから出る電磁波の恐ろしさを改めて実感しました。

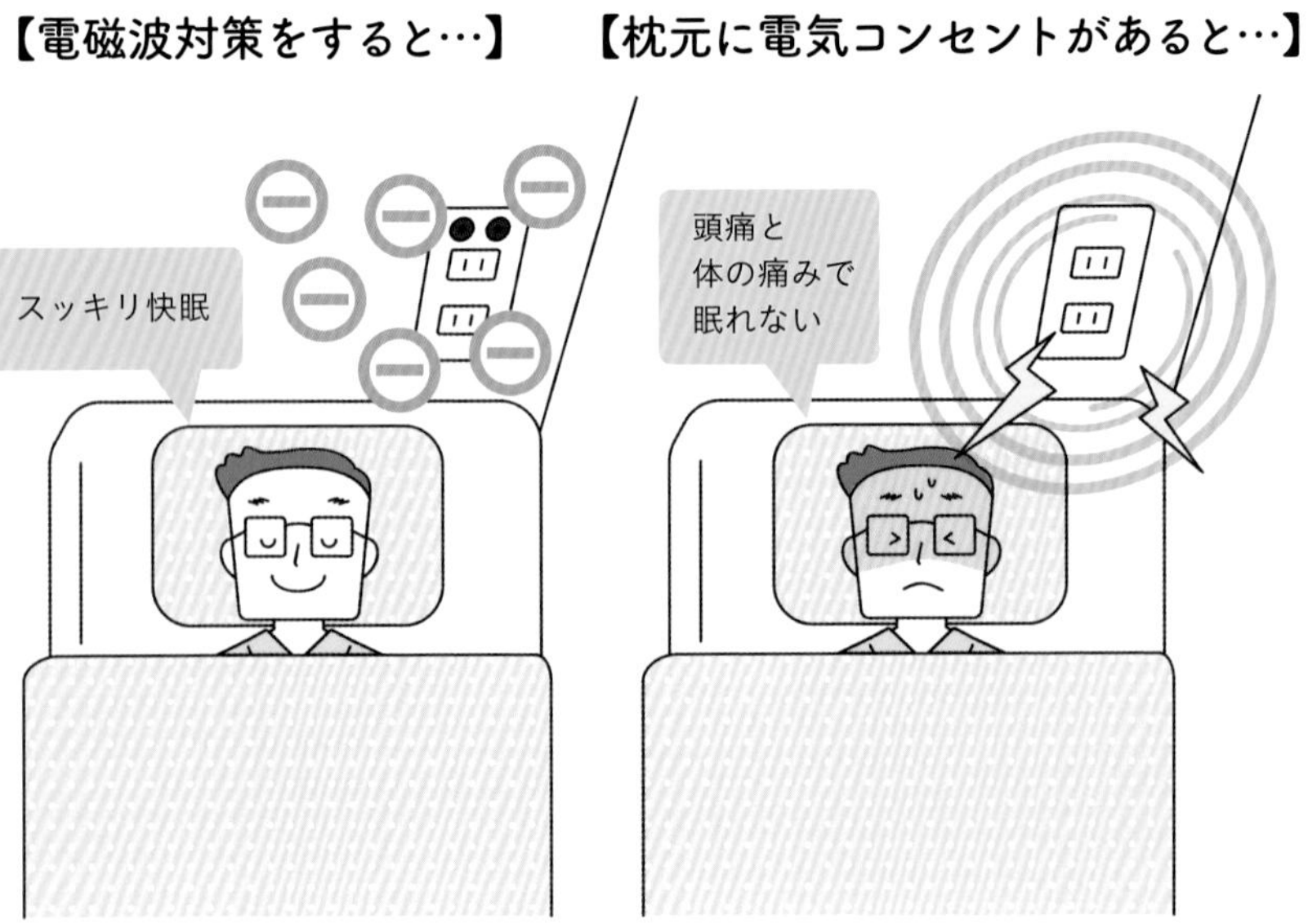
【電磁波対策をすると…】
スッキリ快眠
【枕元に電気コンセントがあると…】
頭痛と
体の痛みで
眠れない

2口コンセントから出る電磁波は、極低周波電磁波（50～60ヘルツ）といい、WHO（世界保健機構）の下部機関であるIARC（国際がん研究機関）は発がん性クラス「2B」としてランク付けをしています。

日本ではさほど意識されていませんが、極低周波電磁波は諸外国では人体に影響があるものとして基準や規制が設けられています。私は日本の家電のコンセントプラグと、住宅の壁につくコンセント（差し込み口）を3口に替え、アース機能をつけるだけでがん患者の数がグンと減ると考えています。

【IARC発がん性分類表】

ランク	分類	対象物価
I	発がん性有り	ダイオキシン、アスベスト、ベンゼン、C型肝炎ウイルス、塩化ビニール、ラドンなど87種類
2A	発がん可能性が高い	紫外線、PCB、ホルムアルデヒド、ベンゾピレンなど63種類
2B	発がん可能性有り	DDT、クロロフォルム、極低周波電磁波、PBB、鉛、4塩化炭素など236種類
3	発がん性有りと分類できない	炭塵、水銀、キシレン、フェノール、蛍光、サッカリンなど483種類
4	非発がんの可能性有り	カプロラクタム（ナイロンの原料）のみ

マンガ

ドクター・丸山の電磁波クリニック劇場

さまざまな症状を抱え、毎日多数の患者さんが来院する「丸山アレルギークリニック」。電磁波が原因で来院した患者さんにまつわるエピソードを、本書ではコラムとしてマンガで5回にわたりわかりやすくお伝えします。

登場人物

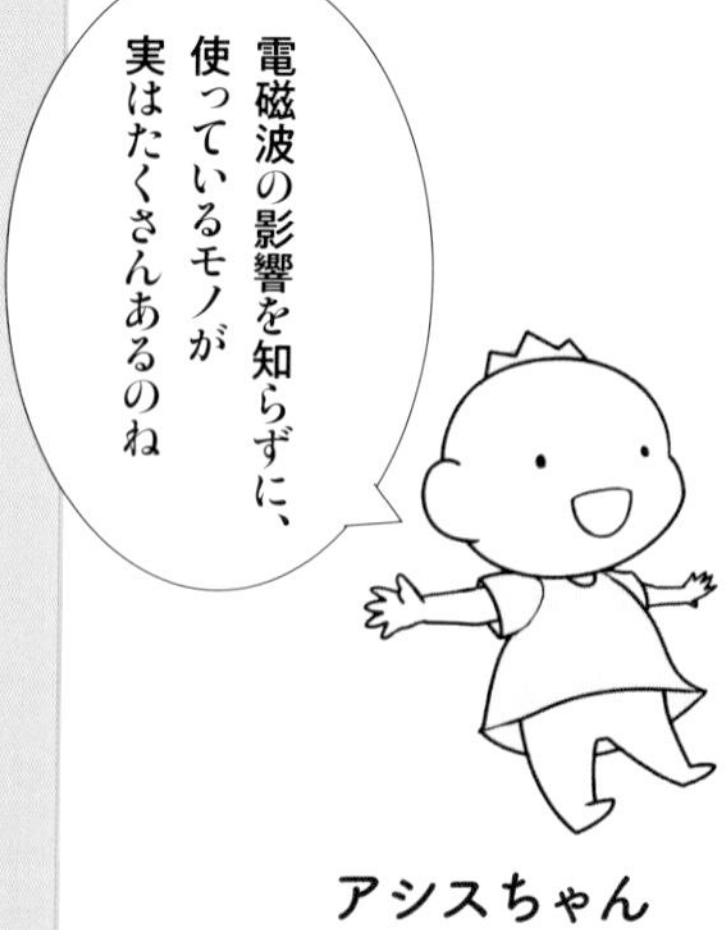
電磁波の影響を知らずに、
使っているモノが
実はたくさんあるのね

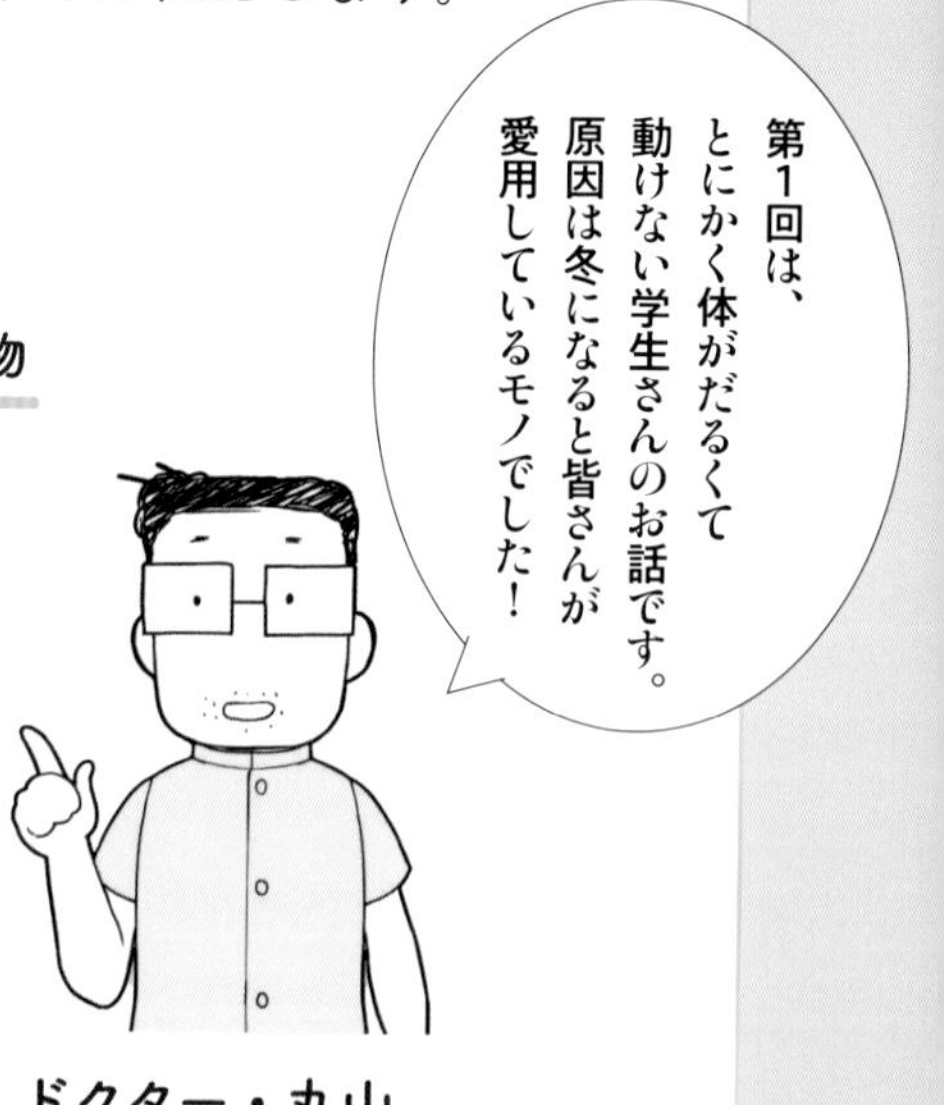
第1回は、
とにかく体がだるくて
動けない学生さんのお話です。
原因は冬になると皆さんが
愛用しているモノでした！

アシスちゃん

先生のアシスタント役。

ドクター・丸山

丸山アレルギークリニックの院長であり、このマンガの作者

第1回『電磁波で人間サンドイッチ!?』

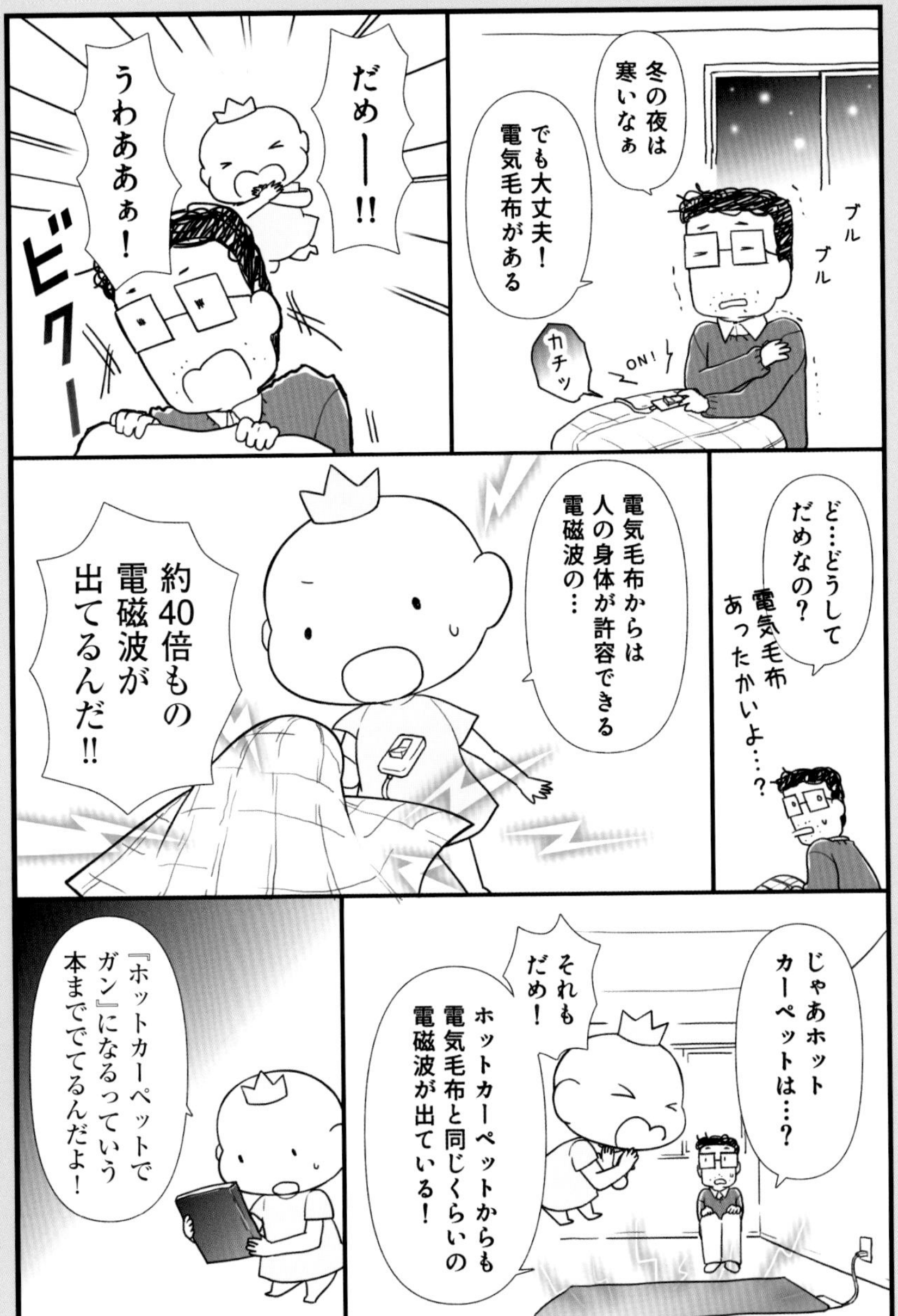
冬の夜は寒いなぁ
でも大丈夫！電気毛布がある
ブル ブル
カチッ
ON!
だめーー!!
うわあぁ！
ビクー
ど…どうしてだめなの？
電気毛布あったかいよ…？
電気毛布からは人の身体が許容できる電磁波の…
約40倍もの電磁波が出てるんだ!!
じゃあホットカーペットは…？
それもだめ！
ホットカーペットからも電気毛布と同じくらいの電磁波が出ている！
『ホットカーペットでガン』になるっていう本まででてるんだよ！

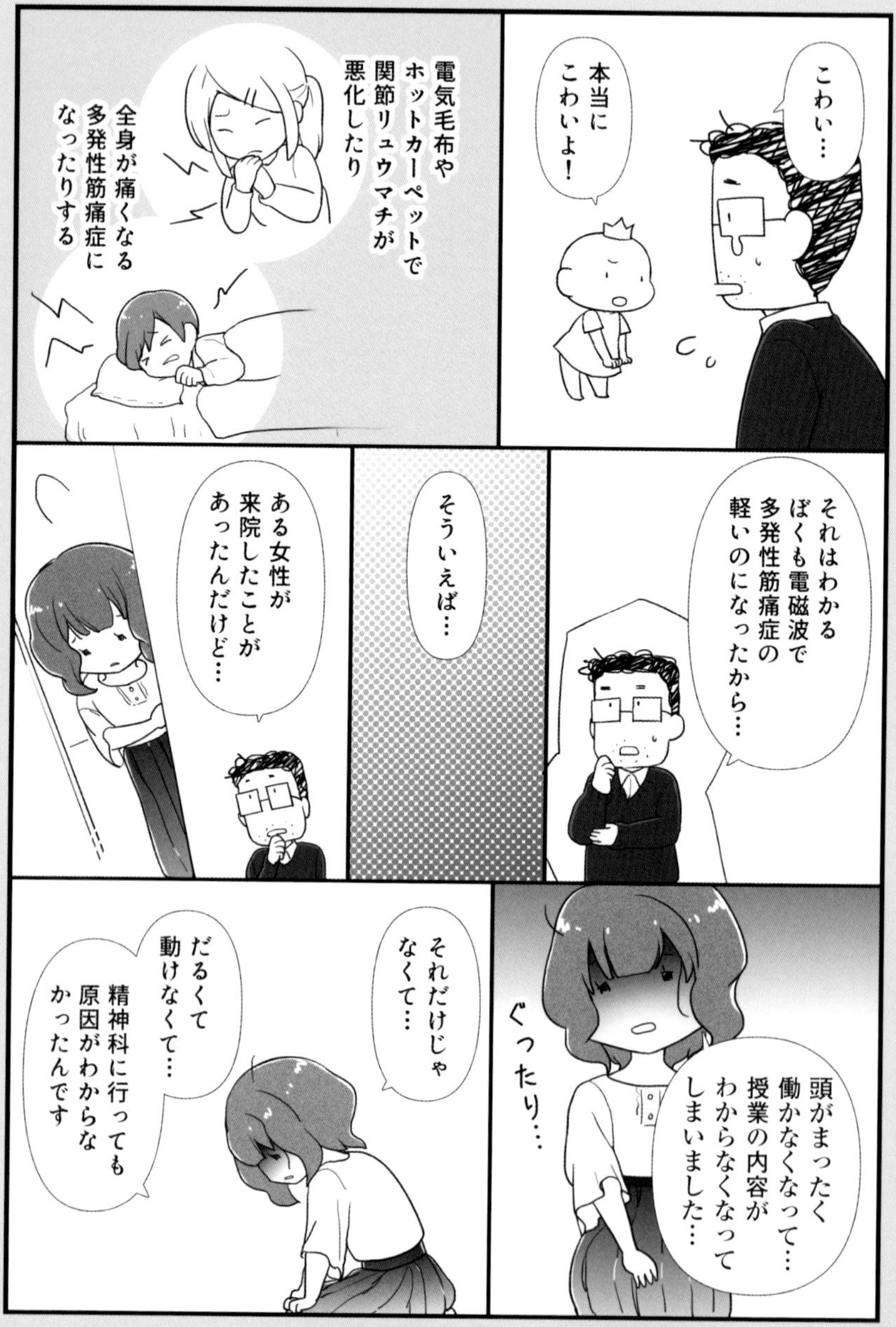
こわい…
本当にこわいよ!
電気毛布やホットカーペットで関節リュウマチが悪化したり
全身が痛くなる多発性筋痛症になったりする
それはわかる ぼくも電磁波で多発性筋痛症の軽いのになったから…
そういえば…
ある女性が来院したことがあったんだけど…
頭がまったく働かなくなって… 授業の内容がわからなくなってしまいました…
ぐったり…
それだけじゃなくて…
だるくて動けなくて… 精神科に行っても原因がわからなかったんです

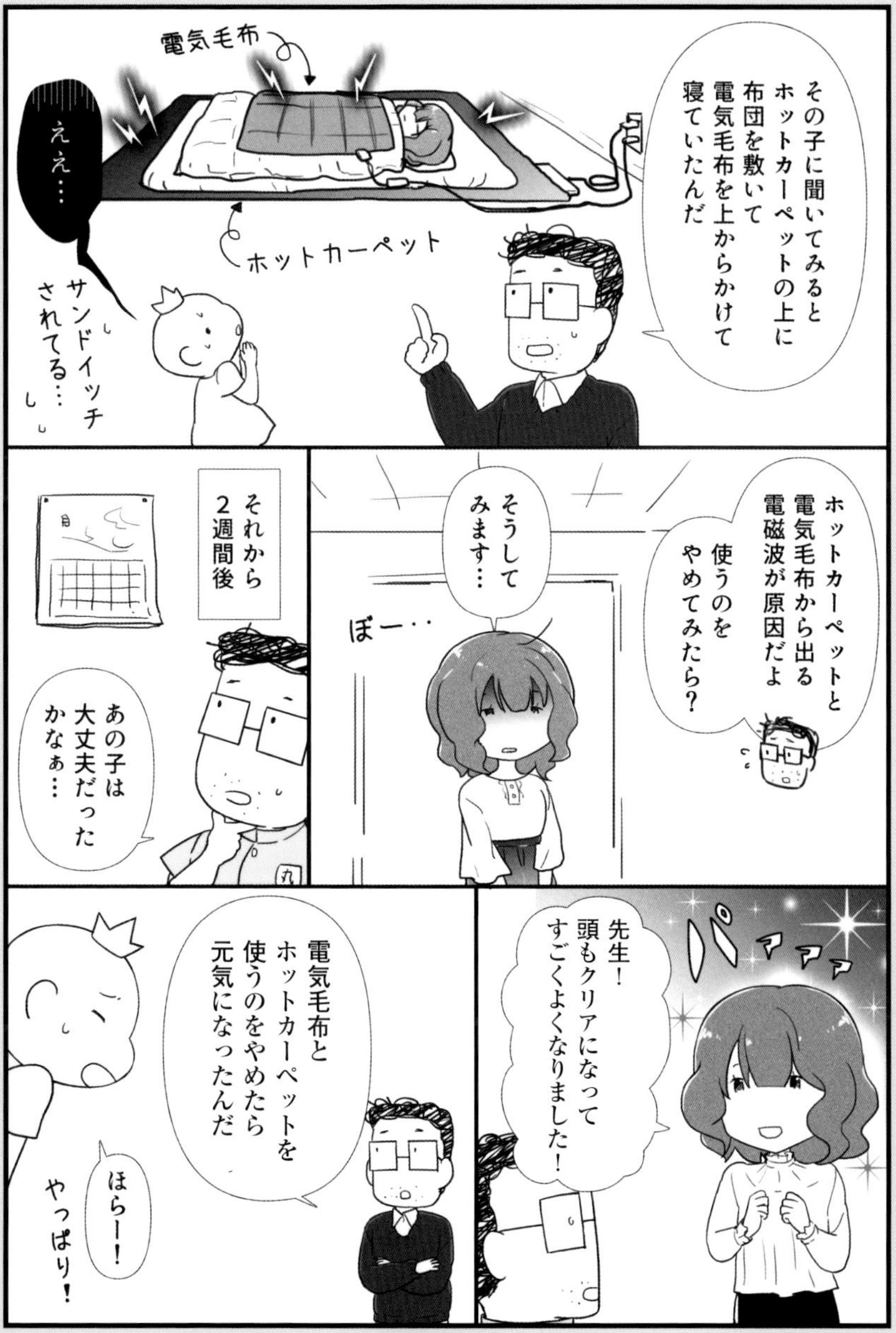
その子に聞いてみるとホットカーペットの上に布団を敷いて電気毛布を上からかけて寝ていたんだ
電気毛布
ホットカーペット
ええ…
サンドイッチされてる…
ホットカーペットと電気毛布から出る電磁波が原因だよ使うのをやめてみたら?
そうしてみます…
ぼー‥
それから2週間後
あの子は大丈夫だったかなぁ…
パァァァ
先生!頭もクリアになってすごくよくなりました!
電気毛布とホットカーペットを使うのをやめたら元気になったんだ
ほらー!
やっぱり!

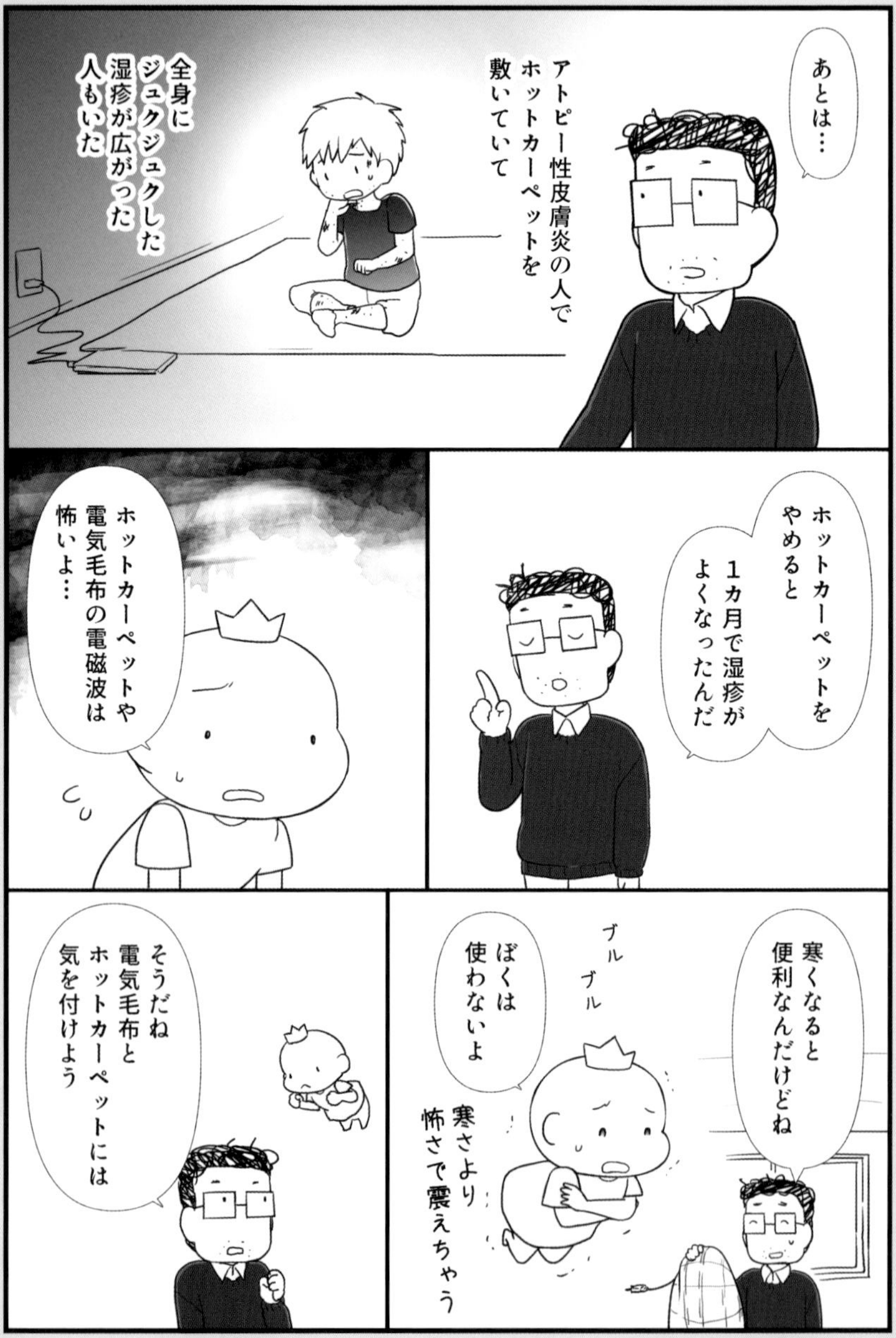
あとは…
アトピー性皮膚炎の人でホットカーペットを敷いていて
全身にジュクジュクした湿疹が広がった人もいた
ホットカーペットをやめると1カ月で湿疹がよくなったんだ
ホットカーペットや電気毛布の電磁波は怖いよ…
寒くなると便利なんだけどね
ブル ブル
ぼくは使わないよ
寒さより怖さで震えちゃう
そうだね電気毛布とホットカーペットには気を付けよう

PART 2

電磁波が引き起こす症状のメカニズムを学ぼう

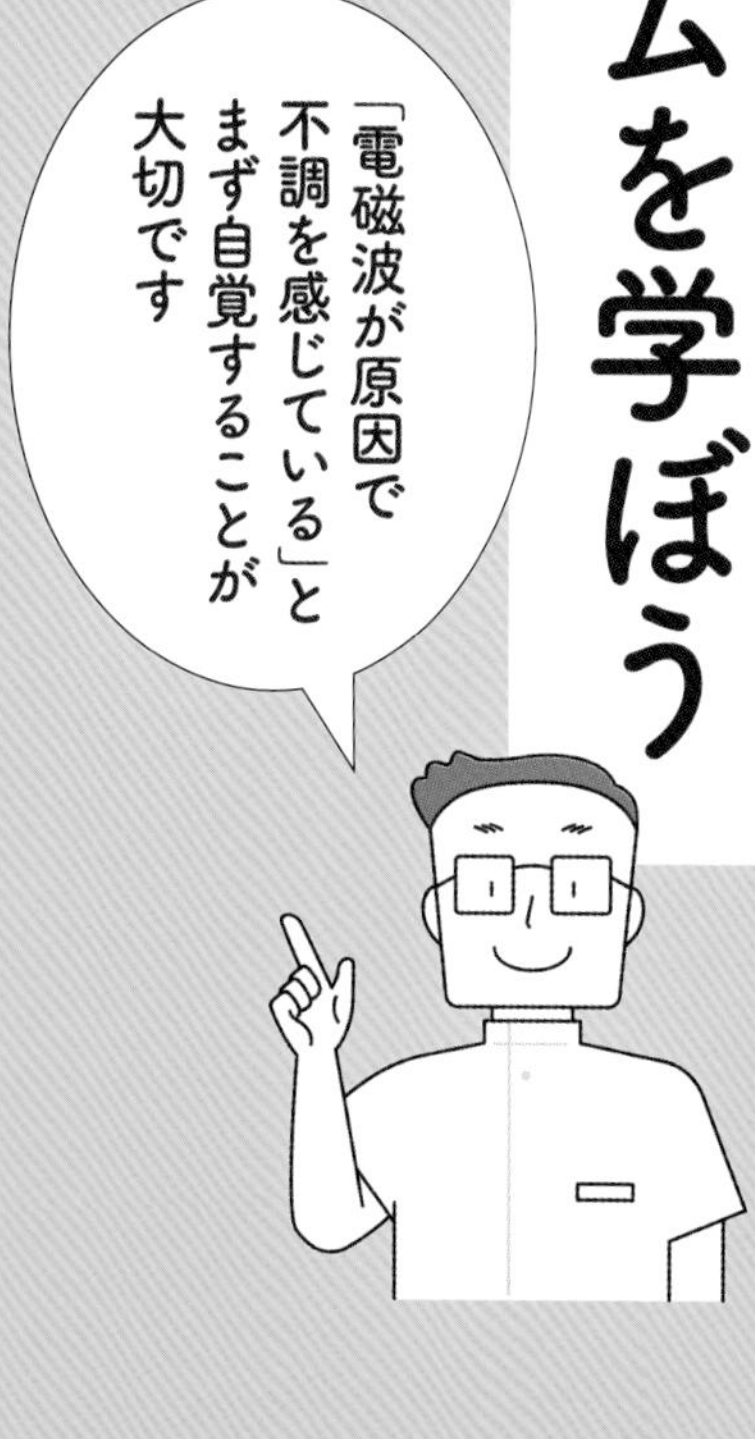
「電磁波が原因で不調を感じている」とまず自覚することが大切です

電磁波は「電」場と「磁」場が「波」のように進む電気の流れのこと

電磁波は「電場（でんば）」と「磁場（じば）」を合わせた言葉です。「電場」と「磁場」が「波」のように絡み合いながら進む交流電気の流れのことを言います（直流電流からは電磁波は発生しません）。電磁波は変動磁場を形成します。そのために人体内の臓器や細胞（特に脳や目や神経系）は異常な刺激を受けることになります。

機器の電源を切っていれば電磁波は発生しないから安全だというのは、大間違

【電場と磁場の進み方】

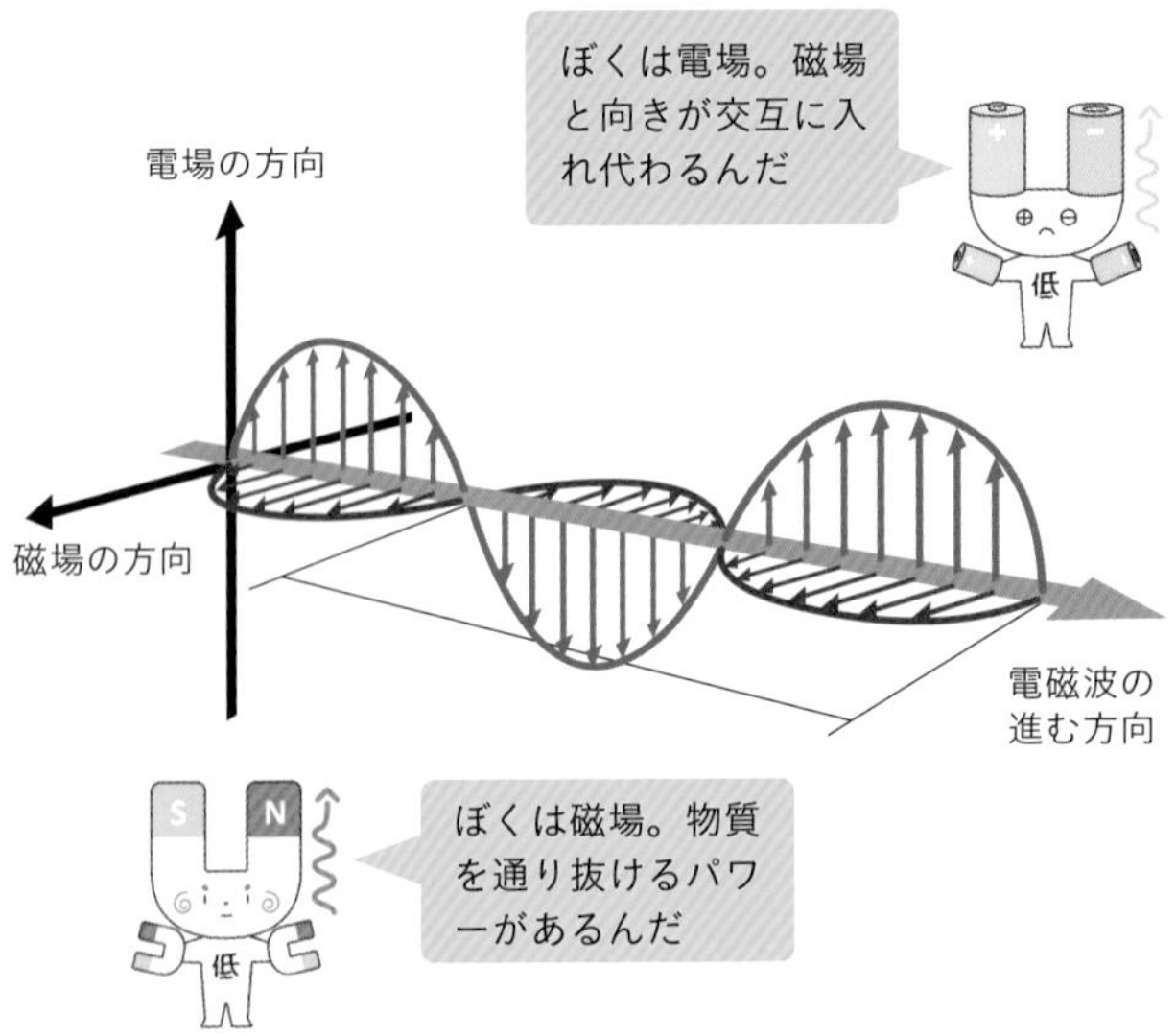

ぼくは電場。磁場と向きが交互に入れ代わるんだ
電場の方向
磁場の方向
電磁波の進む方向
ぼくは磁場。物質を通り抜けるパワーがあるんだ

いです。

アースがない場合、「電場」は電圧がかかると必ず発生します。電気製品のスイッチをオフにしていても、コンセントにさしていれば電場が生じています。電気は物質の表面に集まり、高いほうから低いほうへと流れる性質があるため、電位の低い人体の表面に自然と集まってくるのです。

人は生体電気を使って神経間や細胞間の情報伝達を行っていますが、「電場」はその電気信号の伝達に悪影響を及ぼすため、自律神経や皮膚表面に症状となって現れる場合があります。

【電場と磁場の人体に与える影響】

		人体に及ぼす作用	具体的影響
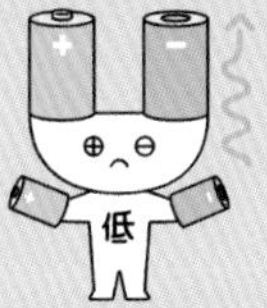 電場（でんば）	スイッチオフでもコンセントにささっていれば発生	体の表面を覆うように電流が流れる	自律神経や皮膚表面に影響
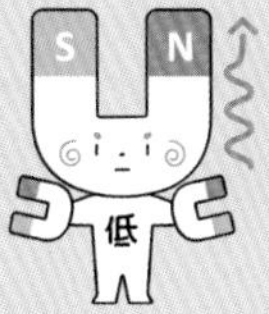 磁場（じば）	スイッチがオンなら発生	すべての物質を通り抜けて電磁誘導により熱変化を起こす	遺伝子損傷や内臓疾患、発がん

一方、「磁場」は電流が流れると発生し、スイッチをオフにしている時は生じませんが、オンにすると発生します。「磁場」は、まるでドリルで壁に穴を掘っていくかのようにすべての物質を貫通します。「磁場」は電磁誘導により熱変化を起こし、遺伝子を損傷させ、細胞に異常を起こします。その結果、内臓疾患および、がんを発生させる可能性があり、人体に致命的な障害を起こす力が電場よりも強いと言われています。

実験的に、桃を強い磁場の前に置いておくと、著《いちじる》しく腐敗する（62ページ）ことからも、人体に対する悪影響を容易に想像できます。

【電場・磁場の発生状況】

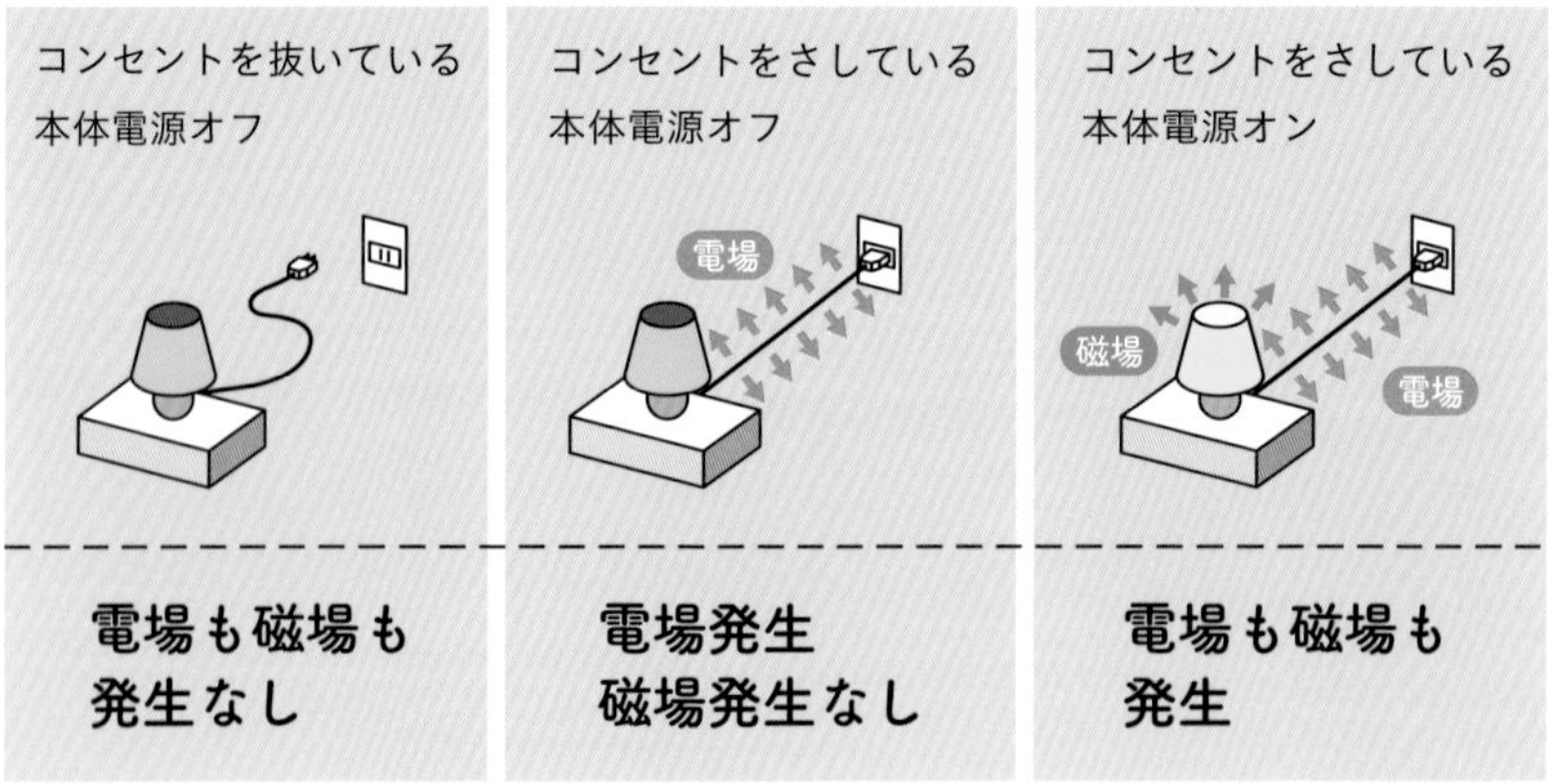

手りゅう弾のような低周波とレーザー光線のような高周波

電磁波は、１秒間の振動回数により高周波と低周波に分けられます。

低周波は、近くにいるものに強い衝撃を与える手りゅう弾のようなもの。テレビやＩＨクッキングヒーターなどの電気製品から生じますが、熱は発生しません。

一方、高周波は真っすぐ飛び、遠くまで届くレーザー光線のようです。スマホやＷｉ－Ｆｉなどの電波、電子レンジのマイクロ波から生じ、熱を発生しやすい性質があります。

【低周波と高周波の性質】

	性質	発生する電気機器
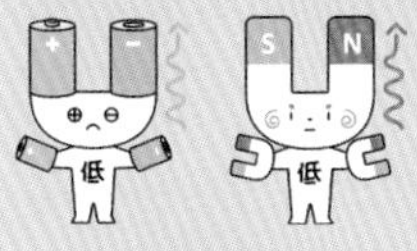 低周波の電場と磁場	発生源の近くに影響を与える 熱を発生しない	テレビ、IHクッキングヒーター、冷蔵庫、蛍光灯などの電気機器、ACアダプタを繋いだ状態のパソコン
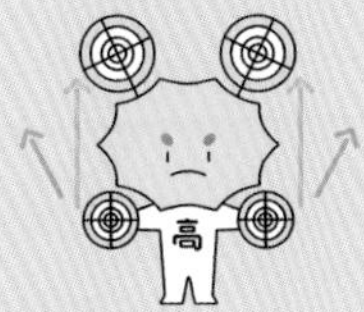 高周波（こうしゅうは）	空間を遠くまで飛ぶ性質 熱変化を起こす	Wi-Fiなどのインターネット通信、インターネット通信をしているパソコン、スマートフォン、タブレット、Bluetooth機器、電子レンジ

電磁波にばく露するとなぜ人は病気になるの？

脳や皮膚、神経を含め、人間の体には生体電気（直流）と生体磁気が流れています。生体電気や生体磁気は微弱であるため、例えば生体磁気についていえば、人に方位磁石を当てても方位磁石の針はピクリとも動きません。それほど弱い磁気を使って私たちの体は活動しています。ですから、強い人工電磁波の影響をいとも簡単に受けてしまいます。

電気コンセントや電気製品から出る電磁波は強く、32ページで示したように磁場と電場が絶えず入れ替わる交流の電気であるため、直流の生体電気の流れは簡単に乱されてしまうのです。例えば、神経間や細胞間の情報伝達も人は生体電気を使って行いますが、交流の電気はその電気信号の伝達に悪影響を与え、脳や神経に誤作動を起こさせてしまいます。人工電磁波が生体電気を乱し、電磁波の磁気成分が生体磁気を狂わせ、体が正常に働かなくなるのが、電磁波問題の正体です。

5Gの普及で有害電磁波を浴び続けている私たちは大丈夫？

有害電磁波が人の心と体に及ぼす影響は、「熱作用」「刺激作用」「非熱作用」の大きく3つに分かれます。

「熱作用」は電磁波をばく露して体温が上昇すること、「刺激作用」は体内に電流が流れ、神経や筋を刺激してピリピリすること。

そして、最近注目されているのが3つ目の作用である「非熱作用」です。

今や一般家庭におけるWi－Fi普及率は9割を超えています（総務省「令和3年通信利用動向調査」より）。5GやIot（家電や自動運転車などモノがインターネット経由で通信すること）といった高速通信の普及で、私たちはただ感じないだけで、常に人体に有害な電磁波を浴び続けているのです。

これらを長時間長期間ばく露すると、DNAの損傷や神経系・内分泌系の異常、先天異常、流産、がんの一因になると考えられています。2030年には4Gの100倍、5Gの10倍の通信速度とも言われる6Gがスタート、今後ますます先にあげた病気が増えていくでしょう。

電磁波による非熱作用を実感できる方法があります。夜寝る前に、電気を消すようにWi－Fiを切ってみてください。もし可能であれば、寝室の部屋だけブレーカーを落としてみてください。次の朝、すっきりと目覚められるのを体感すると同時に、電磁波が与える影響がいかに怖いかを体感してみてほしいのです。

【有害電磁波による人体への影響】

刺激作用	体内に誘導電流が発生し、神経や筋などを刺激。ある程度の強さ以上になると「ピリピリ」「チクチク」感じる。
熱作用	電磁波が人体に当たってその一部が吸収され、全身、または局所の体温が上昇。一部分が温かく感じることもある。
非熱作用	極めて低い電磁波を長時間長期間ばく露することで引き起こされる。Wi-Fi の普及や5Gスタートで最も問題視されている。

電磁波が人体に悪影響を与える3つのメカニズム

有害電磁波が人体に悪影響を与える場合のメカニズムとして大きく3つに分かれると考えています。この3つの影響がそれぞれの体の弱い部分に作用することで、アトピー性皮膚炎や目、長期間の発熱、がんなどの病気を引き起こしているのです。

1）空気中のプラスイオンを増加させ、それを皮膚や肺から吸収することで起こる影響

2）人体に静電気を誘導することで起こる影響

3）直接、臓器や細胞に働きかけて起こる影響

次のページからは電磁波が引き起こした具体的な症例を紹介していきます。思い当たる節がある方は、電磁波が原因かもしれません。

有害電磁波と「アトピー性皮膚炎」の関係

皮膚は一定の電圧をもって振動しています。皮膚が健康な状態の時は表皮の上部と下部に電圧が生じ、皮膚に電流が流れます。ところが、その皮膚に人工の有害電磁波が作用すると、皮膚の電圧はゼロになり、皮膚の表面を流れる電流の流れが止まります。すると、さまざまな皮膚の病気が発症します。特にアトピー性皮膚炎は、電磁波が皮膚電流の流れを妨げたり、皮膚が持つ生体磁気の流れを妨げることで起こる代表的な疾患です。

【健康な皮膚の状態】（電圧がある場合）
【アトピー性皮膚炎の肌】（電圧がない場合）

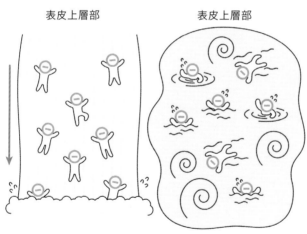

【ケース1】勉強机の場所を変えただけでアトピー性皮膚炎が治る?

5歳の子どもが、ひどいアトピー性皮膚炎で来院しました。桃の皮がむけるように、皮膚がペロンとめくれているのです。あまりのひどさに大病院を紹介しましたが、原因不明と診断され、また戻ってきました。

私もどうしていいかわからず、とにかく肌の状態を確認しようとその子に触れた瞬間、バチッという音とともに、すさまじい強さの静電気が走りました。これが原因(皮膚の一番外側にある表皮とその下の真皮の間にプラスに帯電した静電気がたまり、プラス同士が反発しあって表皮から上が剥離した)だと考え、患者さんの自宅へ伺いました。

調べると、その子が座っている勉強机あたりの電磁波が通常の20倍以上を示し、そのうえ、机がある壁の裏側に大きな配電盤があったのです。

これらの電磁波にさらされていることがアトピー性皮膚炎の原因と考え、勉強机の位置を動かしたところ、3カ月で薬を使うことなく皮膚は元通りのきれいな状態へと戻りました。

【ケース2】ステロイドを使わなくてもアトピー性皮膚炎が改善

20代のアトピー性皮膚炎の男性は、電子機器を操作する仕事をしていました。しかも自分の周辺だけでなく、その建物全体で百数十台の電子機器が常に稼働しているような職場です。毎日数時間にわたり電磁波を浴びていたため、全身が腫《は》れ上がり、体中から浸出液が染み出ているのだと考えました。

あまりのひどさに入院させようかとも思いましたが、電磁波発生源から離れると徐々に症状が改善してくるのではないかと考えて、外来で診ることにしました。家の中の電磁波対策と、本人の体そのものにも電磁波対策を施したところ、3日ほどで浸出液や体のむくみが明らかに改善し始めました。3カ月経つと、ステロイド外用剤を使わなかったにも関わらず、左記の写真のようにかなりよくなりました。

電磁波にばく露すると、皮膚は赤くなり、体はむくみます。さらに、表現し難い寒気や全身倦怠感まで現れることがあります。この表現しがたいほどの寒気は、体の表面を走る「体を温める作用」を持つ生体電気の流れが、電磁波によって妨げられたために起こるのです。電磁波障害に対する対策をすると、ステロイド外用薬や内服をしなくとも、アトピー性皮膚炎が改善することがあります。

【アトピー性皮膚炎の20代男性】

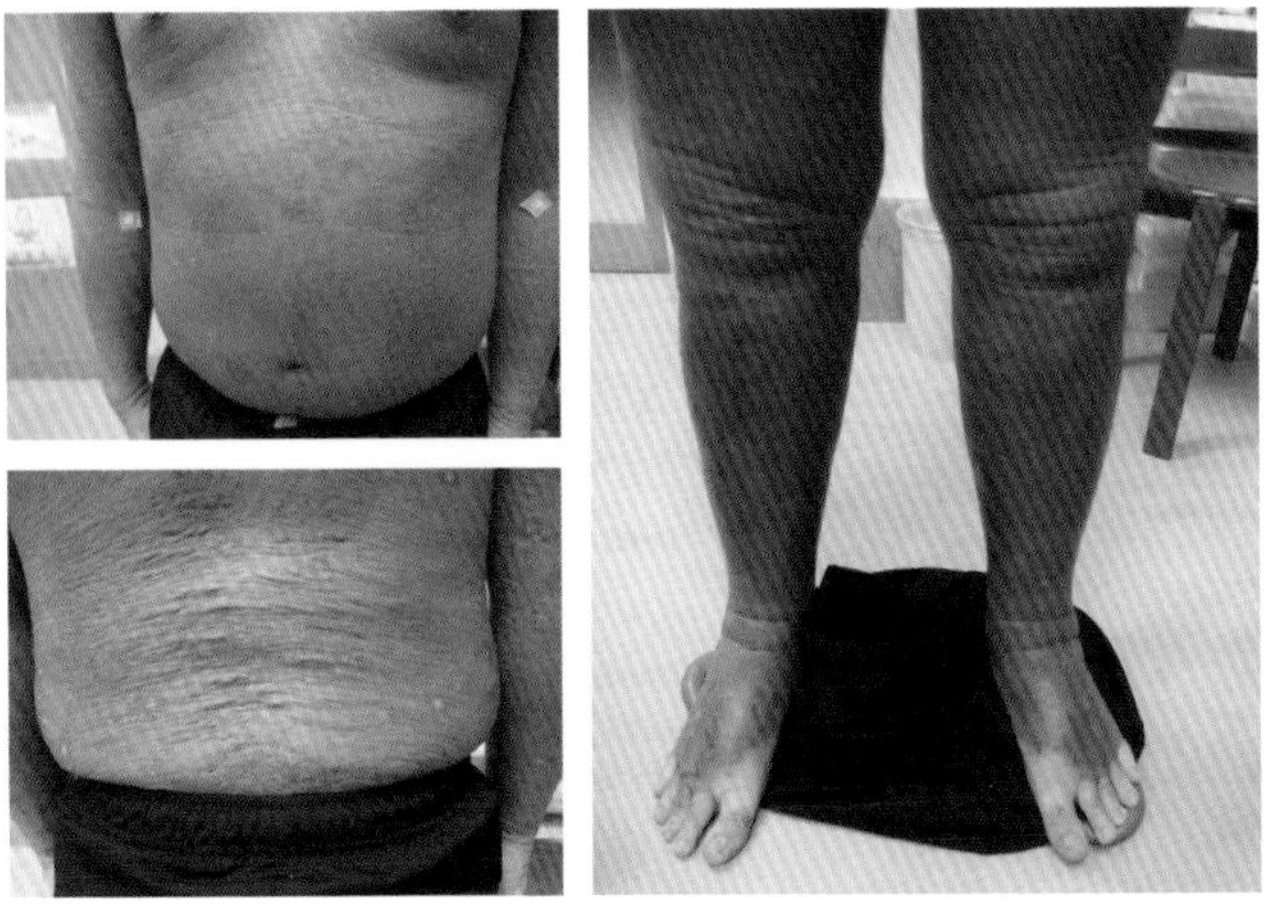

【3カ月後症状が改善】

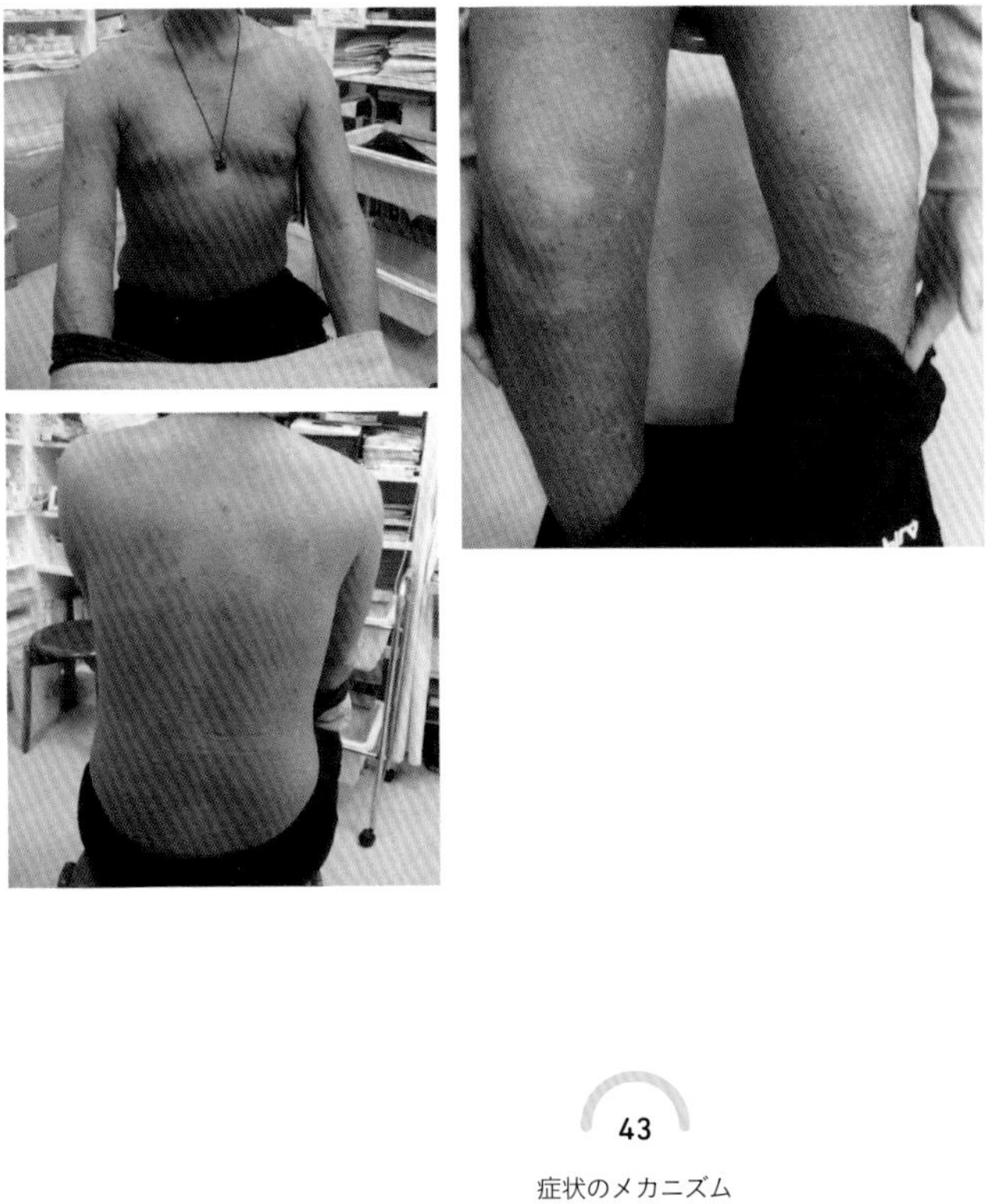

有害電磁波と「目」の関係

目はいちばん電磁波の影響を受けやすい臓器です。電波を受信するパラボラアンテナのような構造をしており、静電気や人工電磁波を集めやすいからです。目には血管が少なく、導電性も低く冷却効果もないため、影響を大きく受けやすいのです。チクッと刺すような目の痛み、かすみ目、もやがかかったようになったらそれは電磁波障害です。手術が必要な網膜剥離《もうまくはくり》、白内障《はくないしょう》、緑内障《りょくないしょう》などを発症することもあるので注意が必要です。

【目の構造】

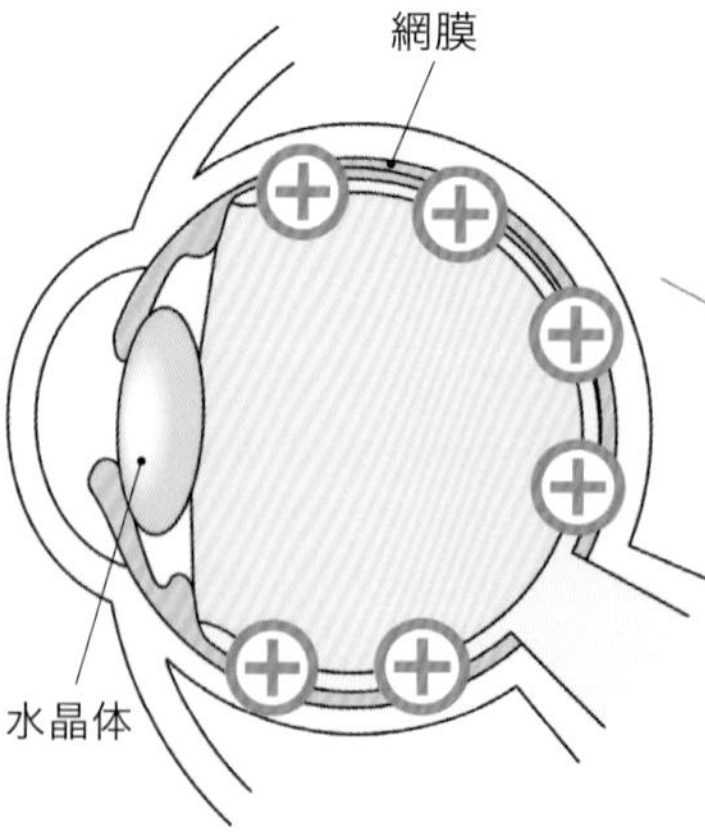

【パラボラアンテナ】

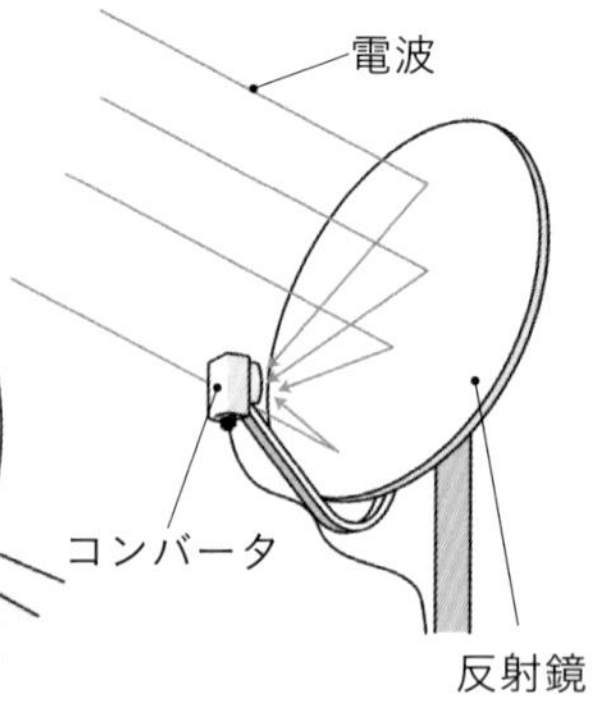

「パラボラアンテナ」の反射鏡が電波を集めやすいように、「目」は網膜の周りにプラスに帯電した静電気が溜まりやすい構造になっている。

かすみ目

両耳に頭蓋骨内の静電気を取る耳栓を入れると、約4割の人の症状が数分でとれます。加えて、目の周囲（まぶたの上やこめかみ）にブラックアイイナノ（本書グッズ）を貼ると、6割が改善します。かすみ目は、静電気や電磁波が影響していることが多いのです。

網膜剥離

電磁波は、網膜とその後ろの支持組織との間に静電気が溜まる原因をつくります。プラスに帯電した静電気同士が反発しあい、網膜がその後ろの支持組織から剥離するのです。私自身も左目が網膜剥離になりましたが、電磁波の影響だと自分では思っています。

緑内障

眼圧が高くなり、神経系を圧迫して、視力の低下や視野の欠損などの症状が起こる緑内障。急性の場合には短期間で失明することがあります。一般的に中年以降に多く見られる病気ですが、30代の人の平均眼圧が、70代の人より高いことが最近明らかになりました。パソコンやスマートフォンの普及がその要因のひとつと推測されています。

有害電磁波と「がん」との関係

一般家庭で毎日使われている電子レンジやドライヤーなどの電気製品。そこから発生する電磁波は周波数が50－60ヘルツと極低周波です。

この周波数は私たちの脳の周波数と非常に近く、生命を脅《おびや》かすような障害を引き起こす場合が少なくありません。

特に問題なのは、頭の中心部にある松かさ状の形をした「松果体《しょうかたい》」がばく露すること。松果体は第3の目といわれ、そこからさまざまなホルモンが分泌されています。一番有名なのが、別名「睡眠ホルモン」といわれている「メラトニン」です。電磁波被曝でメラトニンが減少すると、不眠の他、細胞の新陳代謝が低くなり、がんをはじめとするさまざまな病気を誘発、老化が進む原因にもなります。

乳がんもメラトニン減少の影響で、エストロゲンなどの黄体ホルモンが増加するからではないかと心配されています。

【ケース3】直腸がんが3カ月で消えた?

直腸がん(ステージ3)の60代女性の方が、抗がん剤や放射線治療が効かないといって来院しました。

家の電気コンセントやブレーカーの電磁波対策を十分にしてもらったあと、生体電気と生体磁気を人体に供給する機械を患部に当てる処置を行うと、1カ月後にはがんは縮小し、3カ月後には消えてしまいました。

家の中にある電気コンセントやブレーカーをそのままにしておくと、電磁波によって免疫力の元となる生体電気や生体磁気が消耗し、免疫力が低下していきます。

ところが、家の中にある有害電磁波発生源にブラックアイナノ(本書グッズ)を貼ると、電子を豊富に持ったマイナスイオンが空気中に増え、それを皮膚や肺から吸収する結果、生体電気や生体磁気が増え始めます。

それだけでも十分に効果はあるのですが、私が作成した生体電気と生体磁気を補う機械を患部に当てるとさらに治りやすくなります。

有害電磁波と「自閉症」の関係

年々増え続けている自閉症は、有害な重金属を体外に排出するキレート療法が効果を示す場合があり、これらの脳への蓄積が発症原因のひとつだと考えられています。

脳は大事な臓器のため、有害物質を間違って入れないための血液脳関門（BBB）というゲートがあります。しかし、電磁波にさらされるとBBBが正常に働かなくなり、脳内に有害物質がたやすく混入してしまう可能性があります。

【電磁波がBBB（血液脳関門）を開かせる】

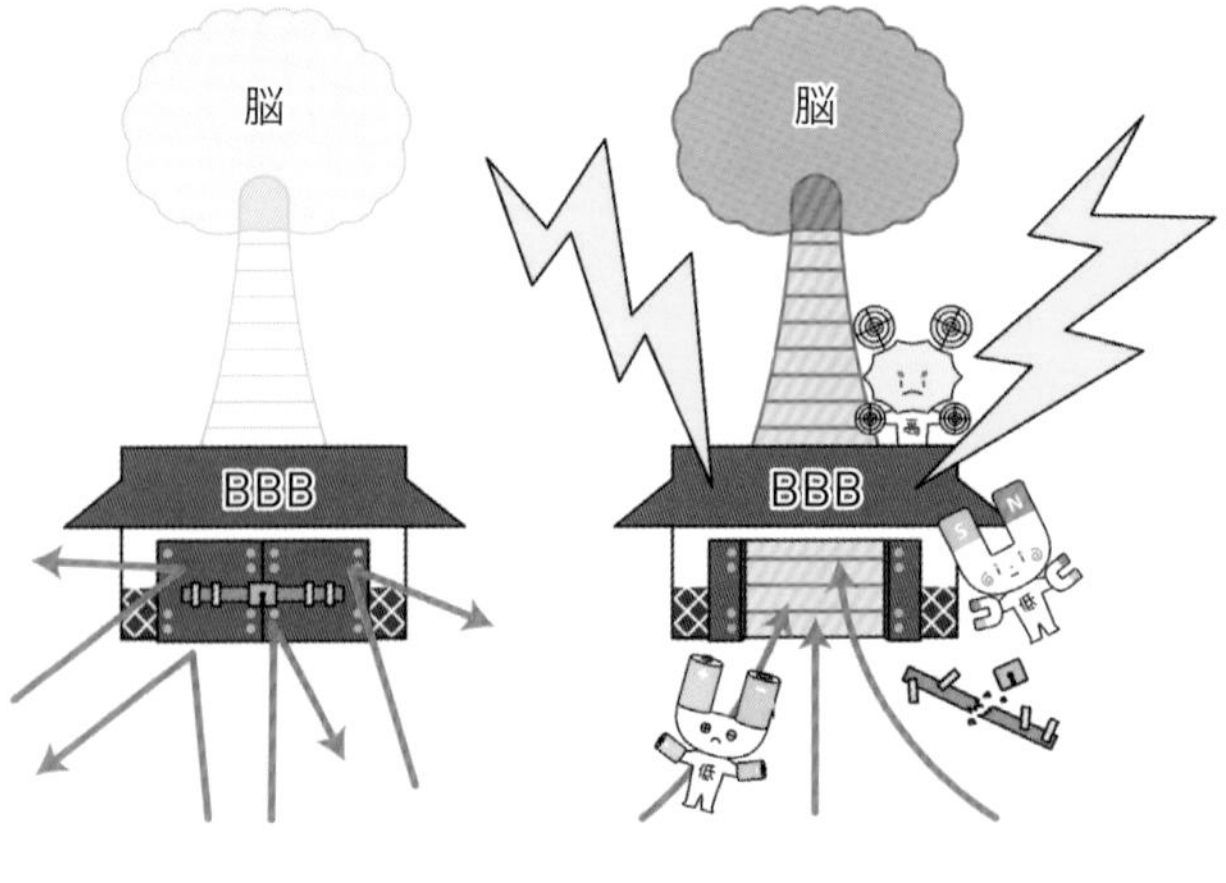

通常はBBBが正常に働き、ウィルス・有害物質をブロック

電磁波を浴びるとBBBが開き、ウィルス・有害物質が侵入

【ケース4】電磁波対策をしただけで劇的に改善

幼少の頃より自閉症の男性が両親と一緒に来院しました。これまで、考えられるすべての治療を試みたそうですが、自立は不可能な状態にありました。ところが、自宅で電磁波対策をしてもらうと、6カ月経過した頃から顔を見てのコミュニケーションが可能となりました。

その後、家事全般、掃除洗濯など指示をしなくても、自分でできるようになり、現在は社会福祉法人の職員のサポートを受けながら、県の施設の清掃業務を毎日9時から4時まで行い、一人でバス通勤しています。

このような経験から、東京の障害をもつ子どもたちのための支援団体と電磁波の影響についての取り組みを始めました。子どもの脳は、10歳までに成長が決まるといわれており、環境が発達に大きく影響してくると考えられます。特に、子どもを取り巻く電磁波環境は年々悪くなっており、電磁波の影響を少なくするだけでも意味があるのではないかと考えたのです。

この取り組みに参加する保護者には対策の方法を説明し、希望する家庭のコンセントに当院オリジナルの電磁波対策グッズ「ブラックアイ」（本書グッズのブラックアイナノの前身）を2個ずつ貼り、子どもたちの変化を2週間ごとにレポートで細かく報告してもらいました。

すると、1カ月もたたないうちに子どもたちのADLが劇的に改善したという報告をいただきました。これほどの短期間で、大きな変化が出たのは驚きとのことです。半ばあきらめていたモニターの親御さんたちは大喜びです。自閉症などの発達障害にはさまざまな原因が考えられますが、電磁波の脳への影響が大きいことを改めて認識しました。

左表は6人の障害者の改善点を示した表です。この試みの結果から考えると、電気コンセントやブレーカーからの電磁波は、子どもの脳にマイナスの影響を与えていたといえそうです。

【障害者の自宅に電磁波対策をした際に見られた変化】

男・女	年齢	診断名	使用期間	①多動	②我慢	③寝つき	④奇声	⑤自傷行為	⑥集中力	⑦言葉	⑧コミュニケーション	⑨偏食	具体的な変化
女	13歳	自閉症	42日間	改善	やや改善	改善	改善	改善	改善	改善	改善	改善	①睡眠の質がよくなった。 ②宿題など自主的にやるようになった。
男	7歳	広範性発達省	40日間	やや改善	やや改善		もともとなし	もともとなし	やや改善	やや改善	改善	やや改善	初めてできたこと ①逆上がりができた。 ②給食を完食した。 ③友達と4人で折り紙で遊んだ。 ④ごはんの上におかずをのせた。
男	7歳	注度発達障害	38日間	やや改善	やや改善	改善	やや改善		やや改善	改善	やや改善	やや改善	①日記の日にちが書けるようになった。 ②ひらがなに興味を持ち始めた。 ③寝ている時間が1時間ほどのびた。
男	8歳	自閉症	38日間	やや改善	やや改善	改善	やや改善	改善	改善	改善	改善	やや改善	①自分の感情を言葉で言えるようになった。 ②言葉に興味を持つようになった。 ③気持ちが穏やかになった。 ④母も息子(孫)にいらつかなくなった。
男	10歳	軽度発達障害	36日間	改善	改善	改善	改善	改善	改善	改善	改善	改善	①寝室が静かになった。 ②寝入りがさらによくなった。 ③寝起きがよくなり、すんなり起床できるようになった。 ④行動面で自己判断力が上がった
女	8歳	自閉症	41日間	もともとなし	もともとなし	もともとなし	もともとなし	もともとなし	もともとなし	改善	もともとなし	もともとなし	①保育参観の時、皆の前で「はい」と手を挙げて返事ができた。 ②助詞の使い方が正確に、「ありがとうございました」など毎日言葉が増えている。 ③2桁の数字が読めるようになった。

有害電磁波と「うつ病」の関係

「新型うつ」といわれる「現代型のうつ病」。従来型のうつ病と同様、「不眠」「頭痛」「気分が悪くなる」などの症状をきたしますが、常にその症状が続くわけではありません。「従来型うつ病」は2週間以上連続して気分が落ち込む状態が続きますが、「新型うつ」は「その時々の出来事に敏感に反応し、気分が揺れ動く」と、規定されています。「仕事中はうつ」だが「社外では元気」な人が多いのも特徴です。

これは、職場において「電磁放射線症」（電磁放射線によってうつ症状が引き起こされること）を発症している状態だと考えます。最近は何十台ものパソコンに囲まれて、長時間仕事をしている人がほとんど。パソコン内のＨＤＤ（ハードディスクドライブ）やモーター類からさまざまな種類の電磁波が出ているうえ、機器同士が無線ＬＡＮでつながり、濃い電磁波スモッグが発生しています。

頭にモヤがかかり気分が悪い人は、「電磁波放射線症」の可能性が高く、治すには電磁スモッグの少ない空間へ移ることが必要です。

【ケース5】34年来の不眠やうつ病が電磁波対策で治った

34年来、不眠でうつ病にもかかっている男性の患者さんが来院しました。私は脳の周辺に溜まった静電気や、頭の近くに置いた携帯電話などから発せられる電磁波が不眠やうつ病の原因になると考えて、耳にダイオードで作った耳栓（独自開発で頭蓋内に溜まった静電気を体外に流す働きをもつ）を入れてもらいました。

さほど期待はしていなかったのですが、1週間後には、「すっかりよくなりました」とお礼を言いに来られました。それ以後、この方は睡眠薬なしで熟睡でき、抗うつ剤がなくてもうつ病の症状が出なくなったと言います。

電磁波の影響を取り除くと、うつ病、不眠の人たちのうち、多くの人が改善するか、治ります。こんなにも効果が出るものかと私自身が驚いているほどです。

日本は自殺の多い国ですが、自殺にも電磁波が絡んでいるのではないかと私は考えています。

有害電磁波と「頭痛」の関係

電磁波過敏症で来院する患者さんで、頭がモヤッとするという表現を使う人が多くいます。この症状は電磁波スモッグによるものです。この症状が起こると電磁波の発生源から離れてもなかなかよくなりません。電磁波は人体に蓄積しないのに、なぜ長時間同じ症状が続くのでしょうか？

これは電磁波にばく露することで、人体に溜まりやすくなった静電気の仕業です。静電気はすぐに消えず、しばらく人体にとどまります。頭蓋骨の表面、髪の毛、鼻や耳の中、さらには頭蓋骨の内側の腔（副鼻腔も含む）にたまり、症状を引き起こすのです。

電磁波スモッグはめまいや頭痛、かすみ目、脳疲労などさまざまな症状の原因になっています。特に女性は男性に比べて体に占める水分量が多いため電磁波の影響を受けやすく、このような症状を発生しやすい傾向があります。

【ケース6】２週間も続く原因不明の発熱と頭痛

中学生の男子は頭が割れそうなほどの激しい痛みと、38℃台の発熱が２週間も続いていました。抗生物質を処方しましたが一向に改善しません。子ども病院を紹介しましたが原因不明とのことで帰され、再び当院で治療することになりました。

水分もほとんどとれない状態なので点滴をしようとした時のことでした。針を刺した途端に頭を抱え、「頭が痛くて死にそうだーっ」と叫び、床を転げまわったのです。

その時、はっと思いました。針を刺した途端に症状が悪化したのは、静電気の放電が起こったためではないかと。そこですぐに電磁波対策用のグッズを手に持たせたところ、頭痛はおさまり、その後は発熱もなくなりました。

【ケース7】ドライヤーは電子レンジより電磁波が出ている？

偏頭痛に困り果てている30歳の女性がいました。「胃が痛くなるので、頭痛薬を飲まずに治す方法がないか」と言って来院したのです。頭痛は半年間続いているとのこと、

「何か電気製品を買いませんでしたか」と尋ねると、マイナスイオンドライヤーを購入したとのこと。そこで、使用をやめるようアドバイスすると、それ以後、頭痛は消えてしまいました。

ドライヤーのようにモーターやヒーターが作動するものや頭部に近づけて使うものは、電磁波の害が出やすい傾向にあります。電磁波の量は掃除機に次ぐ値で、電子レンジよりも高くなっています。特に濡れた状態の髪は影響を受けやすく、女性は長時間使うため症状が出やすいのです。女性の薄毛や脱毛もドライヤーが原因かもしれません。

【ケース8】だるいのは体ではなく、脳の誤作動

16歳の男の子は体がだるくて仕方がないといって来院しました。1日に3時間以上もテレビゲームをするといいます。体に溜まった静電気や電磁波のせいで体がだるくなっていることを説明し、電磁波対策をしたところ30分でだるさが取れました。体ではなく脳が誤作動を起こして、だるさを感じているだけなのです。実際、ゲームをしている時の脳（前頭前野）の血流量を測ると、明らかに下がっています。

有害電磁波をよい電気へと変えることができる？

ここまで電磁波は人体に悪影響を及ぼすと述べてきましたが、厳密にいうと私が悪いと述べているのは電磁波自体ではありません。交流電気が電気コンセントや電気製品に流れる際に生じる「ノイズ（＝雑音）」が人体に悪影響を及ぼしているのです。

ＣＤの表面の汚れを取り除くときれいな音楽が聴けるようになるように、このノイズさえ取り除けば、人にとって心地よい電気へと変わるのです。

電磁波ノイズ（雑音）が出なければ、人体に電磁波障害を引き起こすことはほとんどありません。むしろ、電磁波ノイズのない純粋な電気には人を元気にし、病気さえ治してしまう力すらあると考えています。

ノイズが生じている有害電磁波に対し、ノイズを取り除いたものを「クスリ電気」と呼んでいますが、私の研究は有害電磁波をこの「クスリ電気」に変えることに重きを置いています。

第2回『病気になる場所の見つけ方』

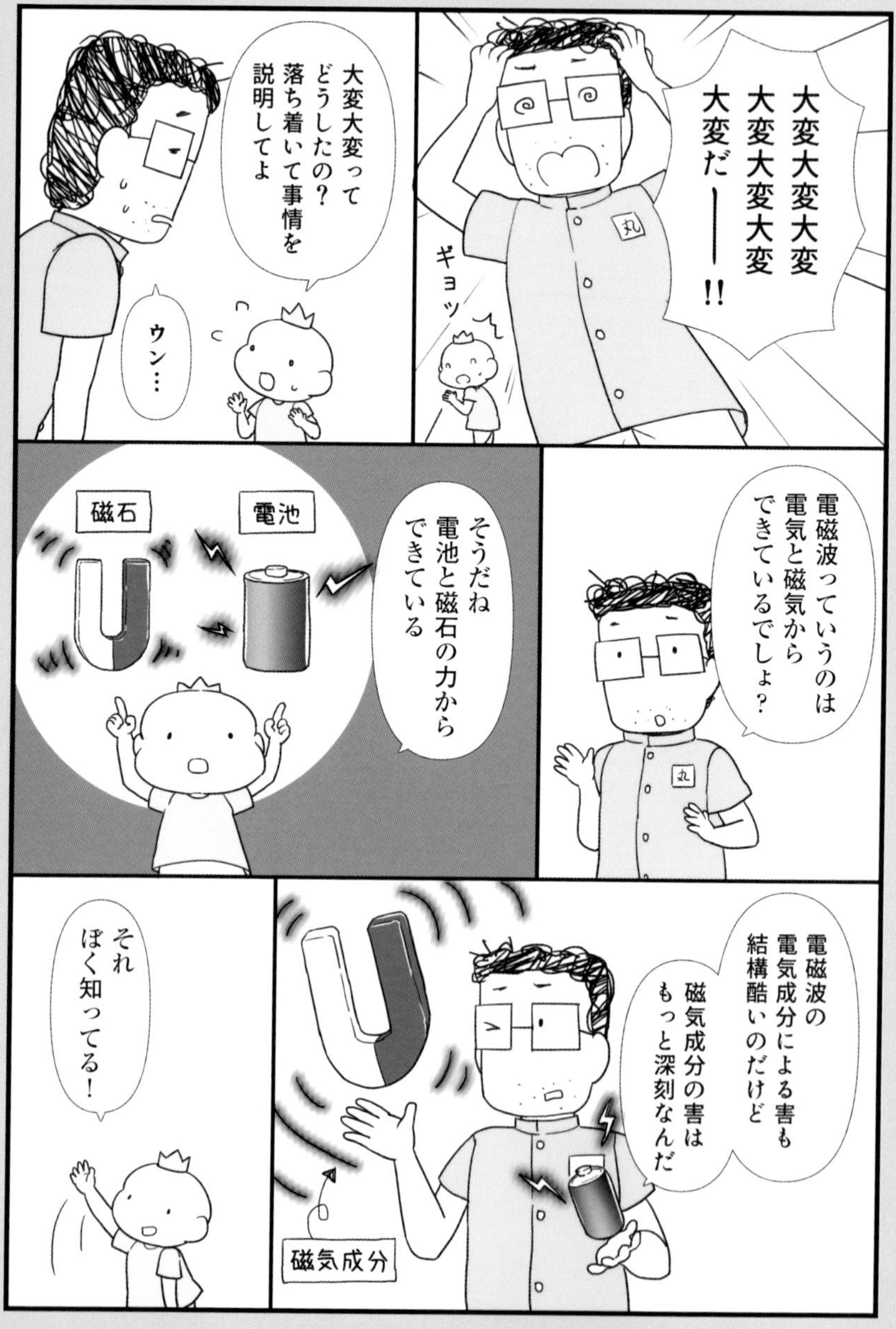
大変大変大変
大変大変大変
大変だーー!!
ギョッ
大変大変って
どうしたの？
落ち着いて事情を
説明してよ
ウン…
電磁波っていうのは
電気と磁気から
できているでしょ？
磁石
電池
そうだね
電池と磁石の力から
できている
電磁波の
電気成分による害も
結構酷いのだけど
磁気成分の害は
もっと深刻なんだ
磁気成分
それ
ぼく知ってる！

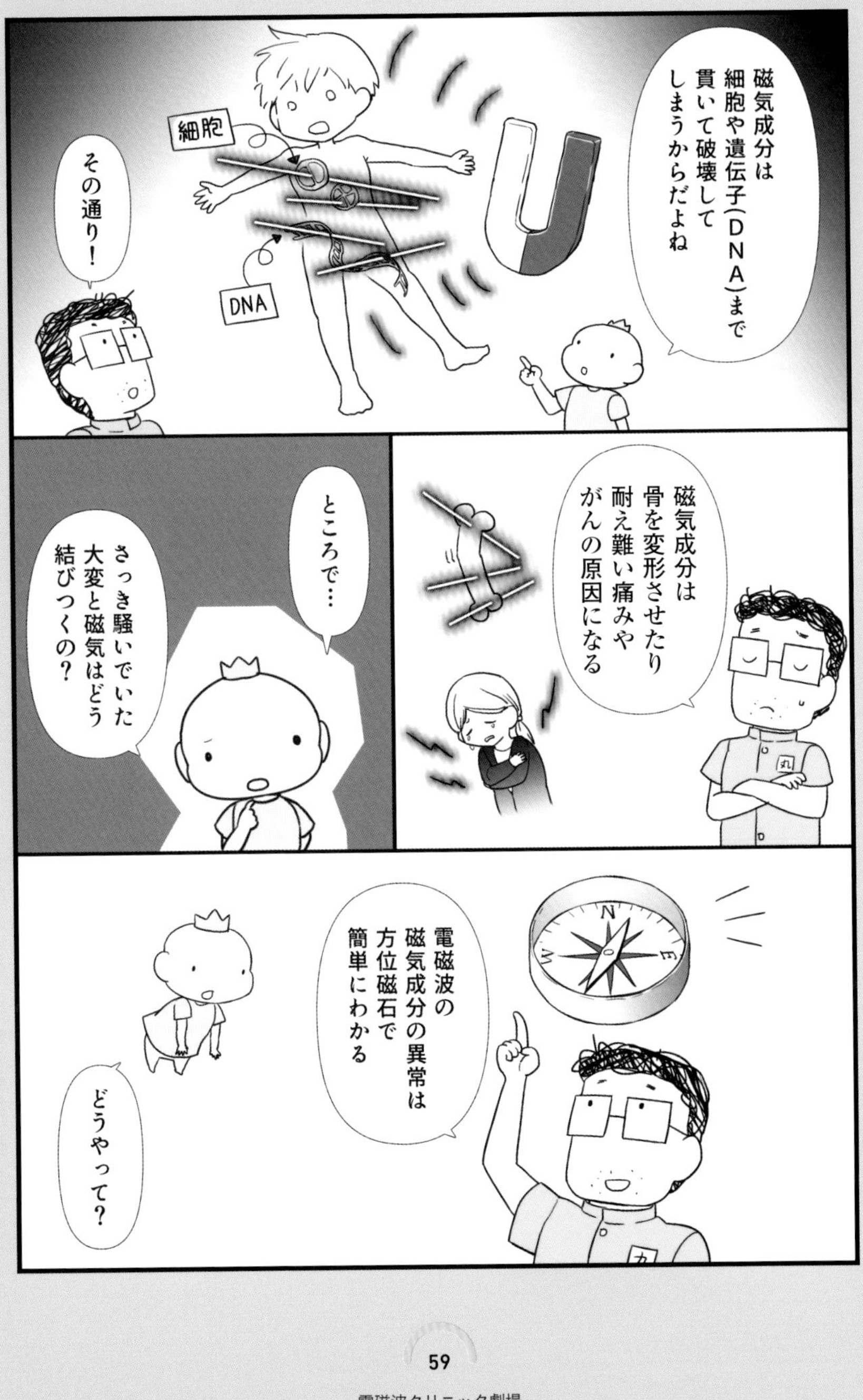
磁気成分は細胞や遺伝子(DNA)まで貫いて破壊してしまうからだよね
細胞
DNA
その通り!
磁気成分は骨を変形させたり耐え難い痛みやがんの原因になる
丸
ところで…
さっき騒いでいた大変と磁気はどう結びつくの?
電磁波の磁気成分の異常は方位磁石で簡単にわかる
N
E
W
どうやって?

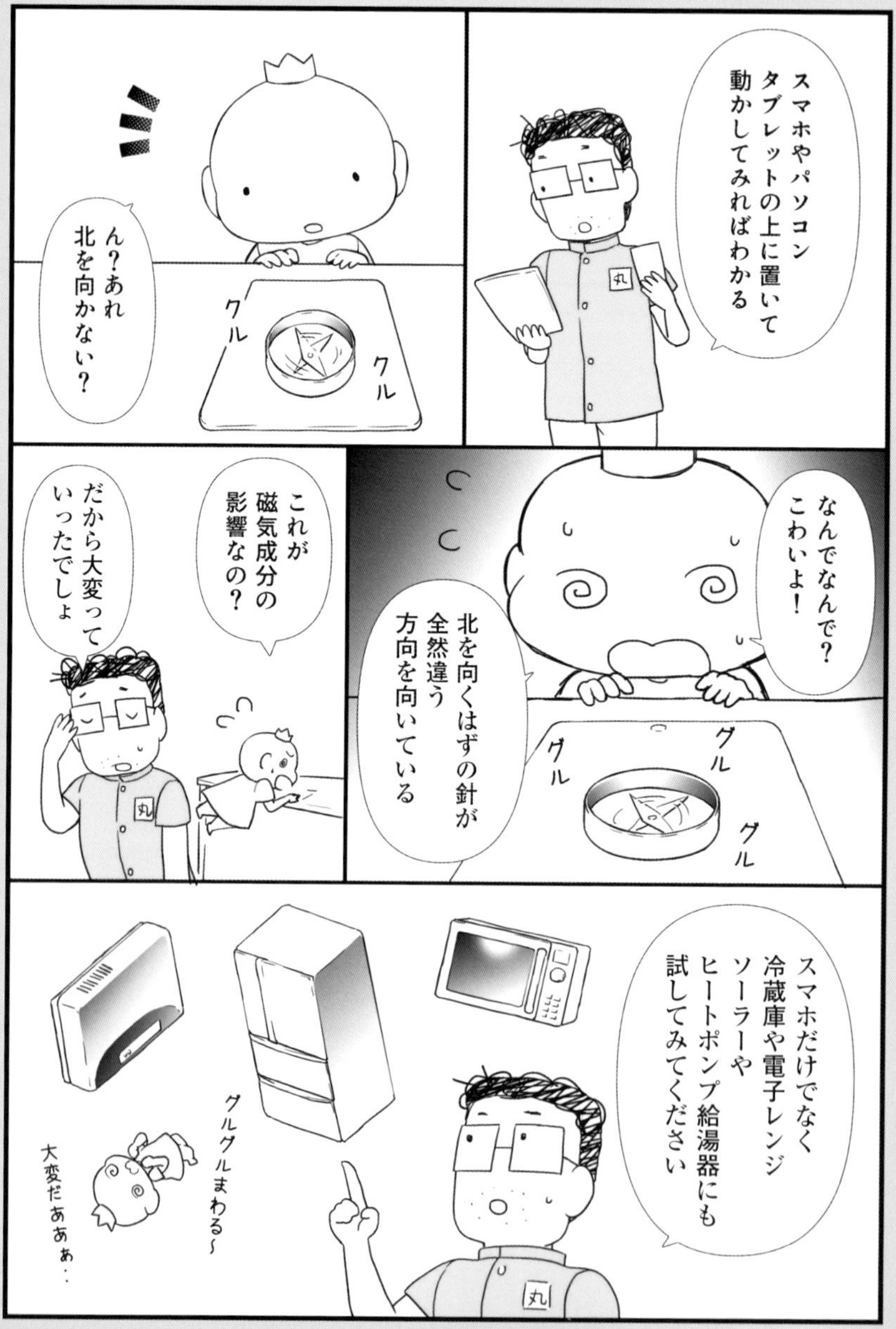
スマホやパソコン
タブレットの上に置いて
動かしてみればわかる
ん？あれ
北を向かない？
グル
グル
なんでなんで？
こわいよ！
北を向くはずの針が
全然違う
方向を向いている
グル
グル
これが
磁気成分の
影響なの？
だから大変って
いったでしょ
スマホだけでなく
冷蔵庫や電子レンジ
ソーラーや
ヒートポンプ給湯器にも
試してみてください
グルグルまわる〜
大変だあぁぁ・・

PART 3

目に見えない電磁波を可視化しよう

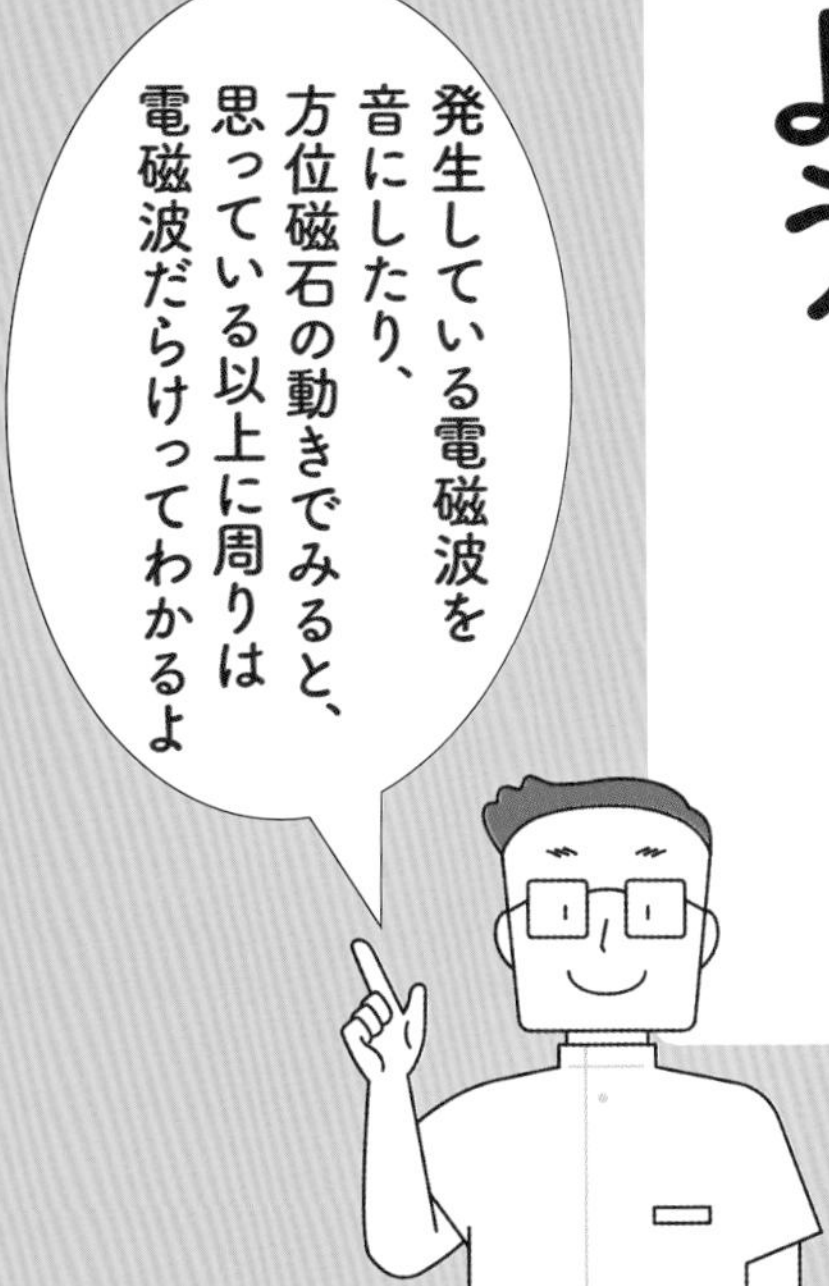
発生している電磁波を音にしたり、方位磁石の動きでみると、思っている以上に周りは電磁波だらけってわかるよ

実験！　有害電磁波を浴びた桃だけが明らかに腐る

左の桃は電磁波対策をしていない電気コンセントの前に置いた桃で、右の桃は電気コンセントから2m離れた場所に置いた桃です。左の桃は腐っていますが、右の桃はまだ食べられそうですね。

人体に対しても、この実験結果と同じことが起こる可能性があります。電磁波をばく露し続ける場所で長時間過ごしている人間とそうでない人間とでは、前者のほうが免疫が下がり、多くの病気を誘発するのは、たやすく想像できます。

【桃を使った電磁波照射実験】

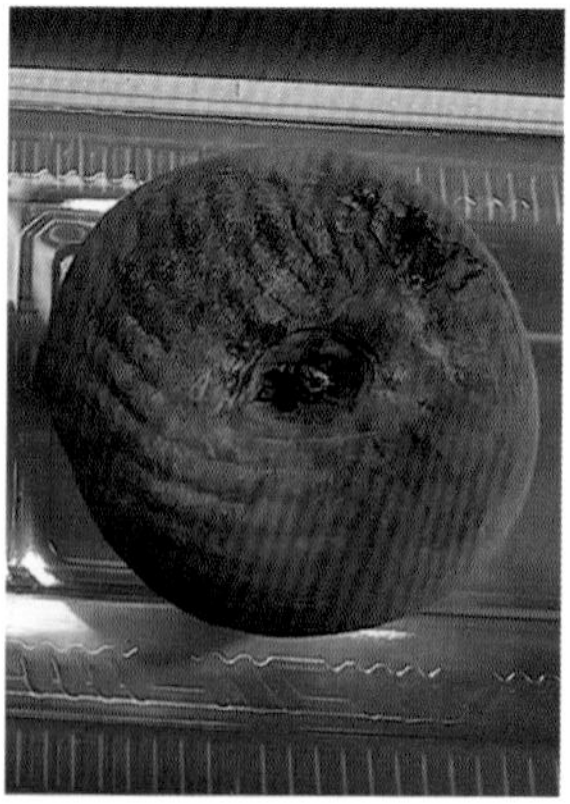

完全に腐っている

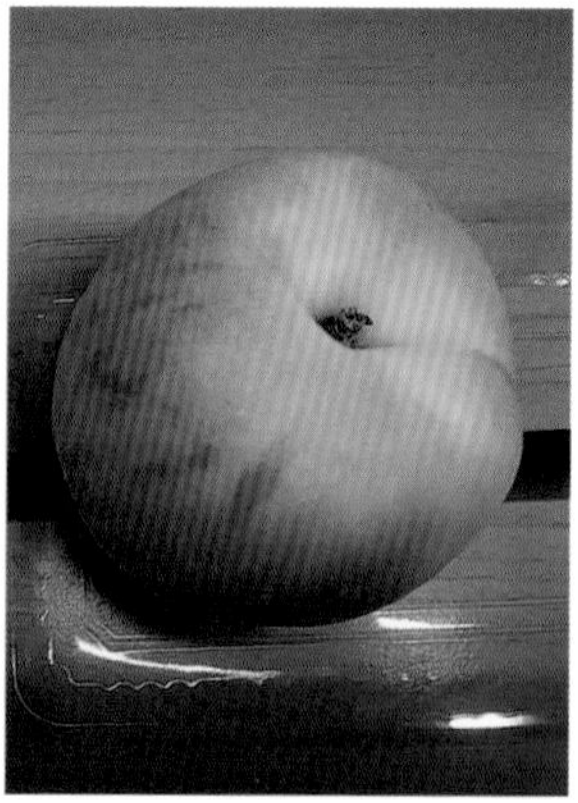

少し傷んだ程度

※7日間25度の暗室で実験

寝る場所を変えるだけでアトピー性皮膚炎がみるみる改善

ある時、アトピー性皮膚炎の17歳の男性が来院しました。その人は、かゆみのために全身が掻き傷だらけ。私は現代医学をはじめ、漢方薬の治療や磁気治療などアトピー性皮膚炎に効くというものはすべて試しましたが、かゆみは一向におさまりません。それどころか、どんどん悪くなる一方です。

これは男性がいつもいる場所に問題があると考えました。そこで、本人に方位磁石を持たせ、よく居る場所の磁場が狂っていないかどうか調べてもらうことにしました。すると、彼が寝ているベッドの上はすべて、北を向くはずの方位磁石の針がまったく違う方向を指すことがわかったのです。

そして方位磁石が正確な方位を指す場所を見つけ、そこで寝るようにしたところ、あれほどひどかった全身を掻きむしるほどのかゆみがなくなり、症状がみるみる改善しました。

その男性は、なぜ自分が寝ていた場所で方位磁石が狂ったのか知りたくなって、家の中をすみずみまで調べたそうです。すると、一階のブレーカーの上に自分のベッドがあるということに気付いたのです。方位磁石を狂わすほどの電磁波がブレーカーから漏れ出し、自分のベッドにまで作用し、アトピー性皮膚炎が悪化していたのです。

電磁波が体調不良の原因となっているのはまれではなく、同じようなことが多くの家庭で起こっています。ただ、ほとんどの人が電磁波に対する知識がないために、自分に起こっている恐ろしい出来事の原因が身近にある電磁波だと気が付かないだけなのです。

過去に私は、数百人の協力を得て、方位磁石を狂わせるほどの強い磁場はどこから来るのか、実験をしたことがあります。実際に各自の家を方位磁石で調べてもらったところ、ほとんどの人が家の中で異常磁場（針が間違った方向をさした場所）を発見。そこは電気製品、分電盤や配電盤といった電気が使われているところばかりでした。皆さんが一番驚いていたのは、壁の中や床の下の電気配線。普段は壁紙や床材で覆われているため気づきませんが、ここから強い電磁波が発されていたのです。

一般的な木造住宅の電気配線が発する電磁波は木を伝播し、電磁波の悪影響を拡げます。20年前と比べて一つの家庭で使用する電気量が5〜6倍に増えているため、電気配線もそれに比例して長くなり、電磁波の量も増加しています。住宅の建築現場を見ると、壁一面にうねるように電気配線が配置されているのを見てゾッとします。特に電気配線が束ねてある部分はそうでない場所と比べると電磁波が増幅され、人体に対して強い影響を及ぼす可能性があります。

問題は、建物が完成すると電気配線の束がある場所がわからなくなり、電気製品のように距離を取れなくなることです。

【一般家庭で使われている壁の内側の電気配線】

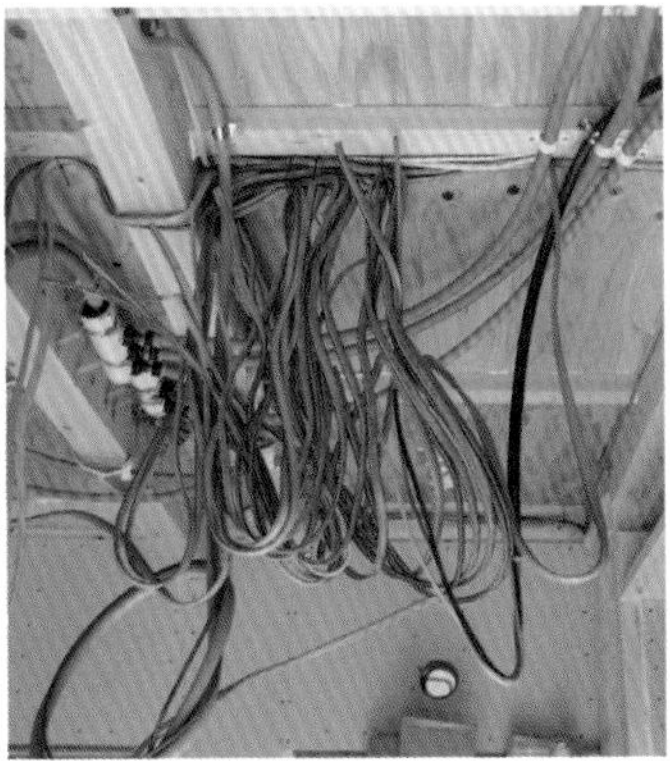

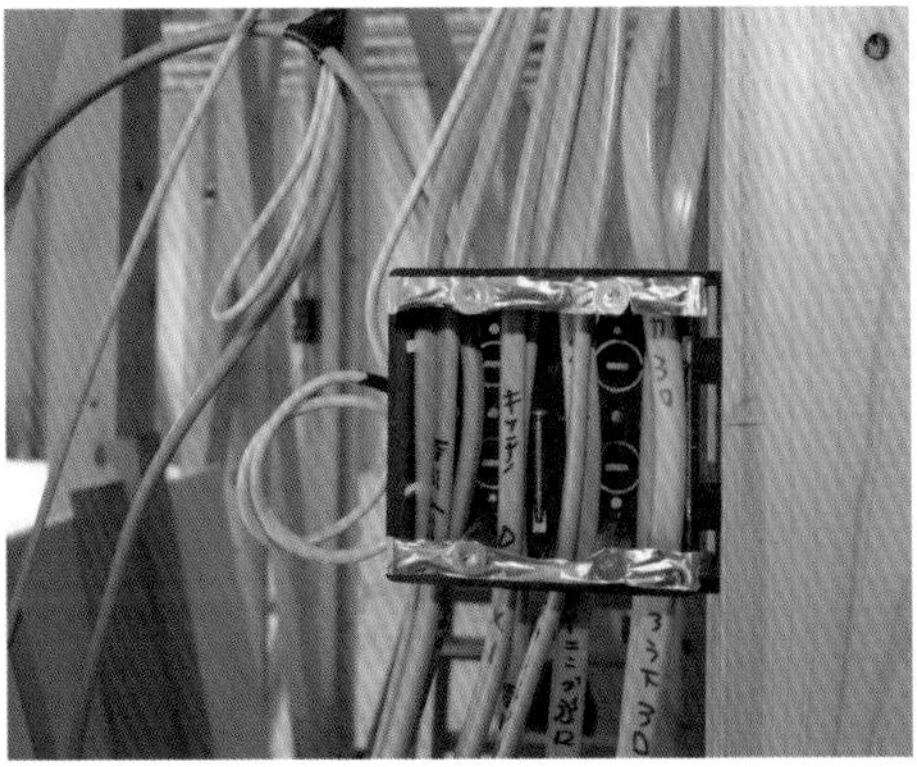

方位磁石で簡単に！

高価な電磁波測定器を使わずに 自宅で病気になる場所の見つけ方

普段長時間過ごす場所で、方位磁石を置いてみて針が正しい方角を示すかどうか調べてみましょう。方位磁石が狂う場所では筋力も柔軟性も低下、脳の前頭前野の血流が下がり、自律神経のバランスが悪くなります。このような場所を異常磁場と言いますが、有害な電磁波を発していることがほとんどです。電磁波発生源を取り除くか、過ごす場所を変えるか何らかの対策が必要です。

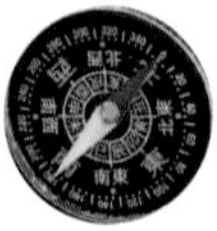

使うのはコレ！

100円ショップで販売している方位磁石を使用。通常、赤の針が北を指します

方位磁石が狂う場所にいると病気になります

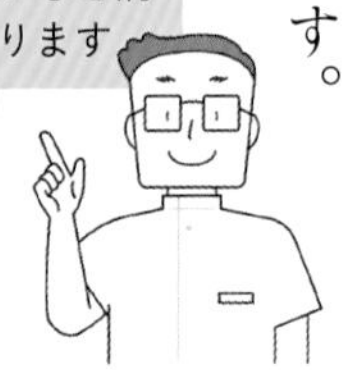

COLUMN

AMラジオでも病気になる場所が探せます

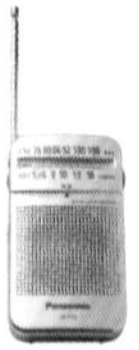

使うのはコレ！

ストレート方式（内部に発振器を有さない簡単な受信方式）のラジオを使用

AMラジオを電気製品に近づけるとザーッという雑音が流れてきますが、これは電磁波漏れの音です。特にパソコンやテレビの下の部分、加湿器などは耳をふさぎたくなるようなノイズが聞こえます。

【調べ方】

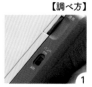

1 AMバンドに設定する

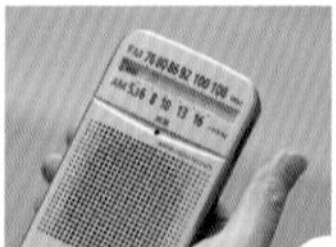

2 ラジオ番組が入らない周波数帯を選ぶ

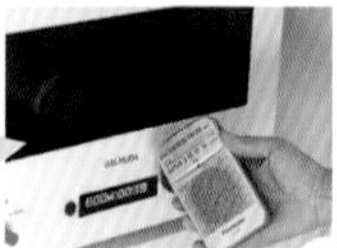

3 測定したい機器にラジオを近づける

電磁波を発しているとザー・キーという雑音が流れて皆さんビックリします

※AMラジオを金属や鉄筋に近づけると電磁波とは関係なく、ノイズが出る場合があります。

家の中で見つけた方位磁石が狂う4つの場所

【壁の内側の電気配線】

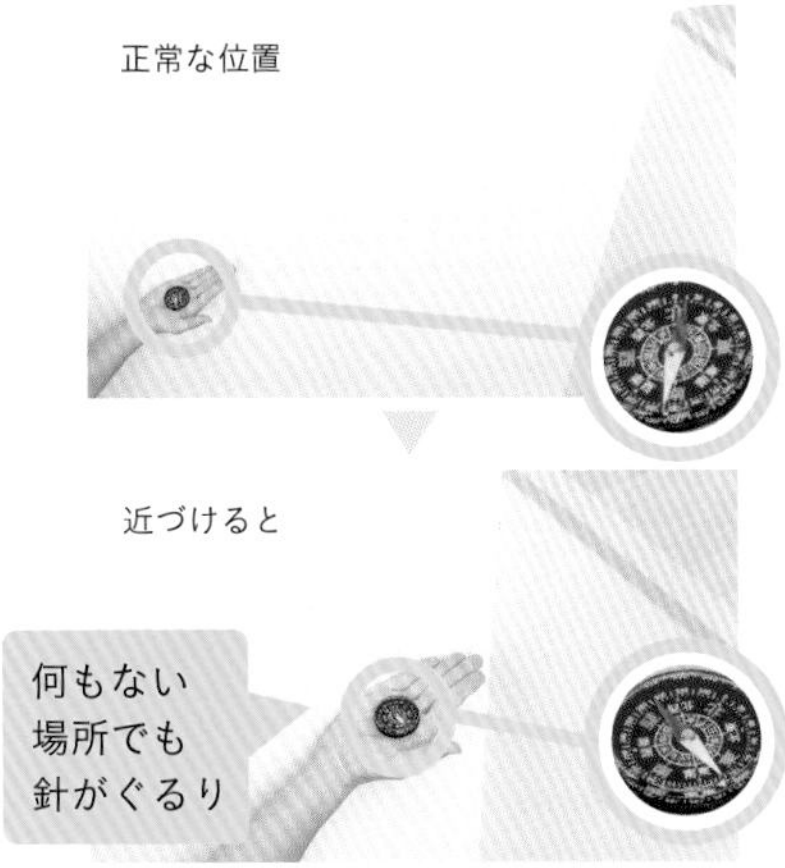

壁に沿って進むと、突然針がぐるりと動く箇所を発見。電気配線が束になり、電磁波が発生している可能性あり。

【パソコン】

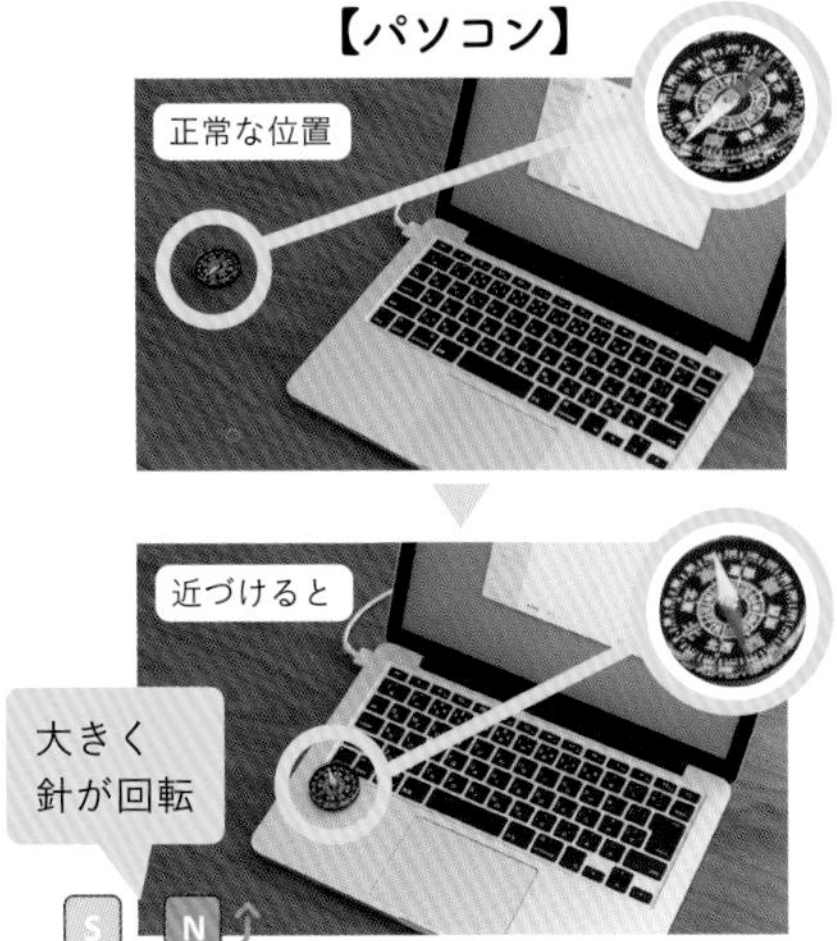
正常な位置
近づけると
大きく
針が回転

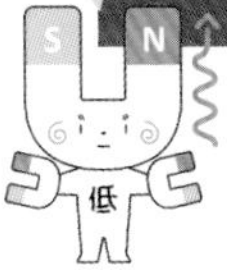

オフィスワーカーの人は長時間触れているパソコン。キーボード周辺が一番針が動く

【テレビ】

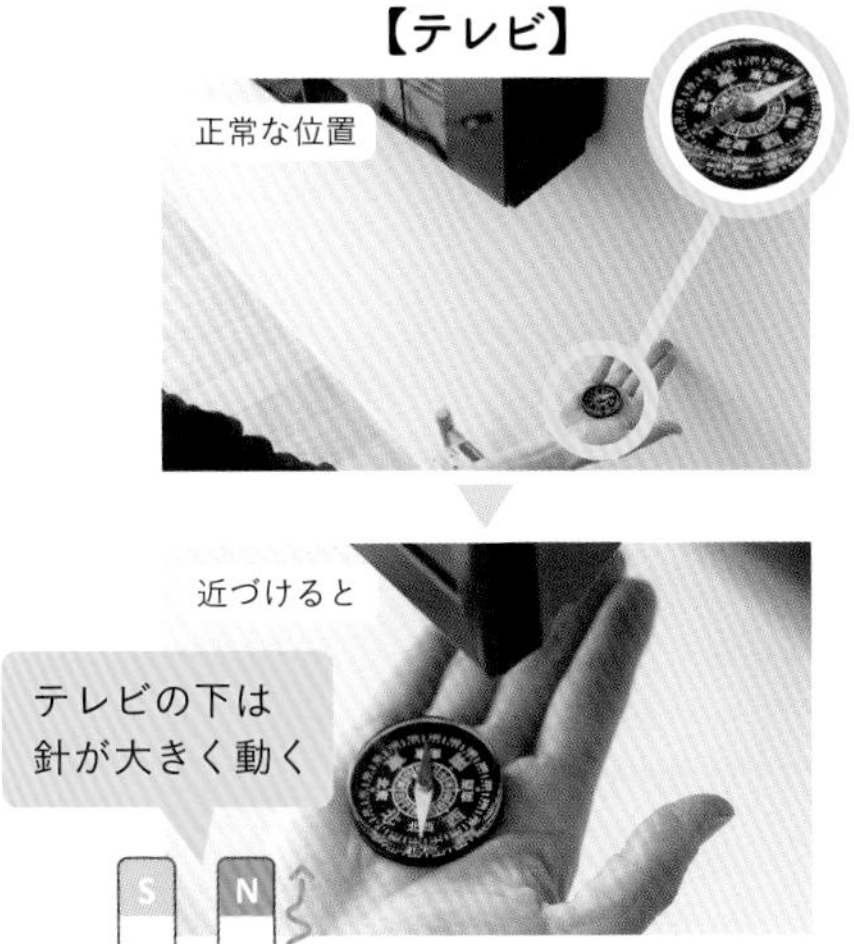
正常な位置
近づけると
テレビの下は
針が大きく動く

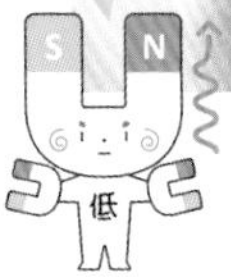

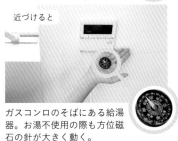

壁付けしている家は、テレビの下に子どもが集まりやすい。ゲームの時も注意が必要です。

【給湯器】

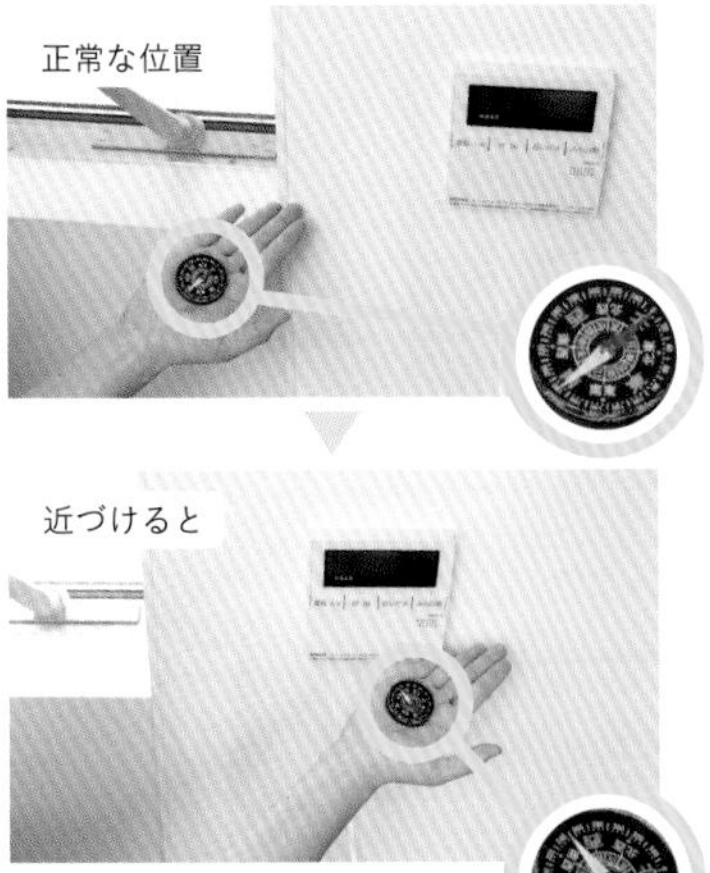

ガスコンロのそばにある給湯器。お湯不使用の際も方位磁石の針が大きく動く。

※AMラジオや方位磁石を使った方法は、自分で簡単にできる方法として紹介しており、正確な電磁波や磁場を測定することはできません。目安としてお使いください。

家にいる時間の多くを過ごす リビング＆ダイニングの電磁波を測定

キッチンを含むリビング＆ダイニングの見えない電磁波を測定し、数値化。電磁波対策先進国・スウェーデンの推奨値を基準に、測定値が超えている箇所を赤字で記しました。距離を離して使える電気製品は、使用中は距離を1.5m以上とりましょう。

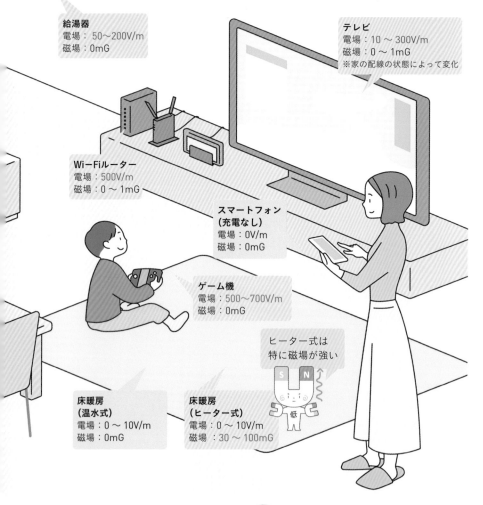

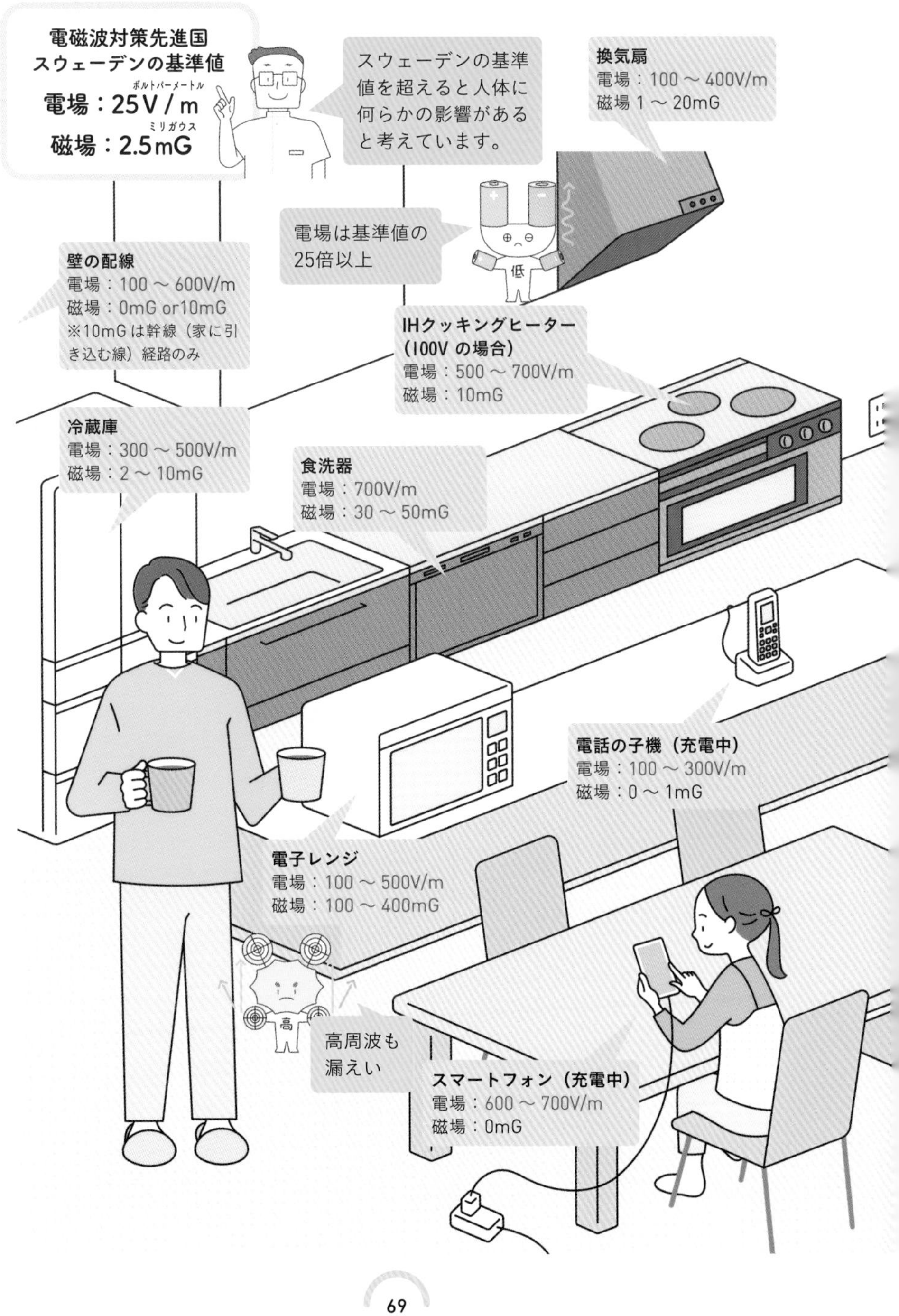
電磁波対策先進国
スウェーデンの基準値
電場：25V/m《ボルトパーメートル》
磁場：2.5mG《ミリガウス》
スウェーデンの基準値を超えると人体に何らかの影響があると考えています。
換気扇
電場：100～400V/m
磁場 1～20mG
電場は基準値の25倍以上
低
壁の配線
電場：100～600V/m
磁場：0mG or10mG
※10mGは幹線（家に引き込む線）経路のみ
IHクッキングヒーター（100Vの場合）
電場：500～700V/m
磁場：10mG
冷蔵庫
電場：300～500V/m
磁場：2～10mG
食洗器
電場：700V/m
磁場：30～50mG
電話の子機（充電中）
電場：100～300V/m
磁場：0～1mG
電子レンジ
電場：100～500V/m
磁場：100～400mG
高
高周波も漏えい
スマートフォン（充電中）
電場：600～700V/m
磁場：0mG

ベッド周りは特に要チェック！
寝室の電磁波を測定

ここ数年の生活環境の変化で、自室でリモートワークをしたり、電気機器類が自室に増えたという人も多いのでは？　ベッド周りにも思っている以上に推奨基準値超えの電気機器類がたくさん。睡眠中は電磁波の影響を受けやすいため念入りにチェックしましょう。

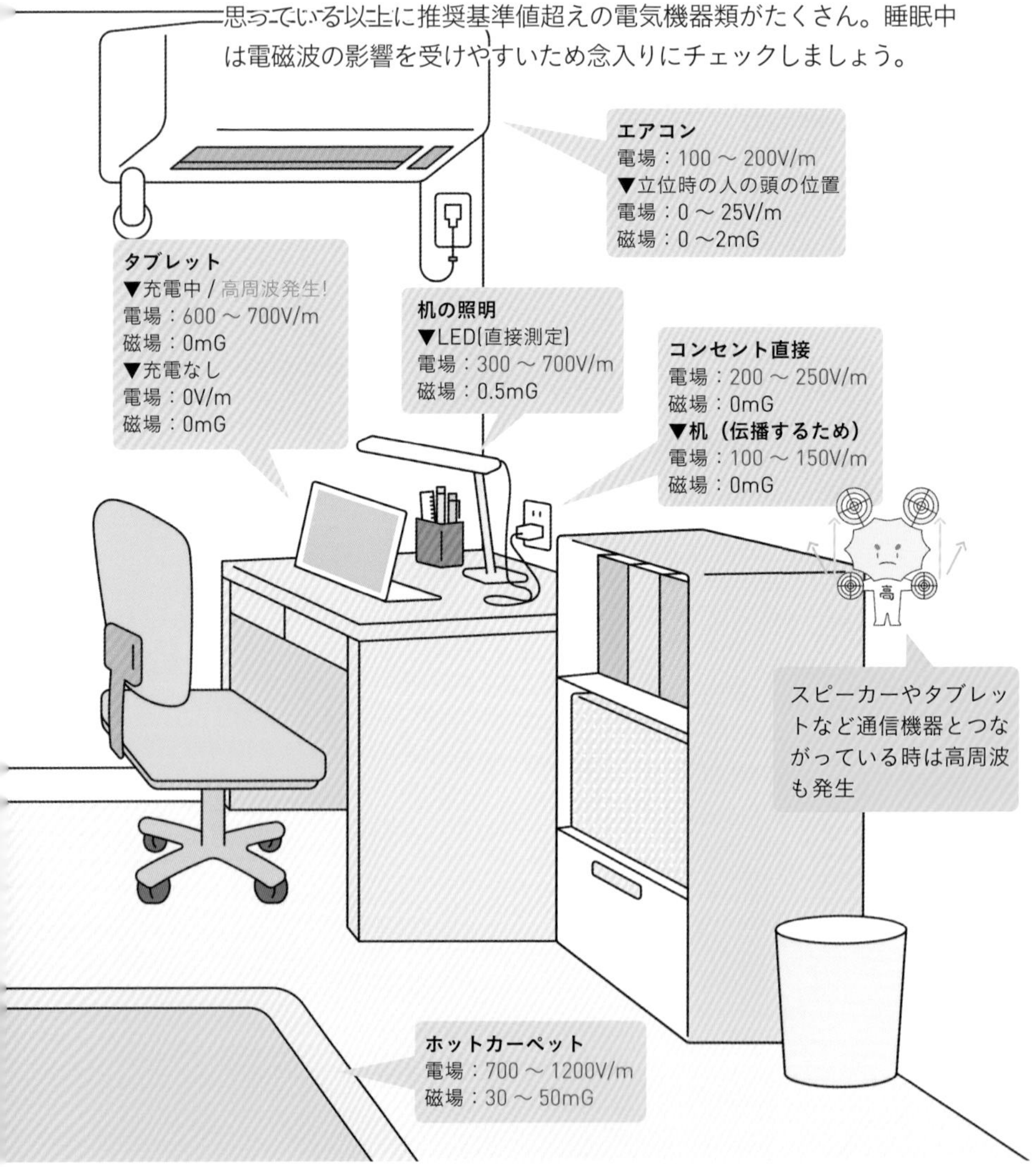

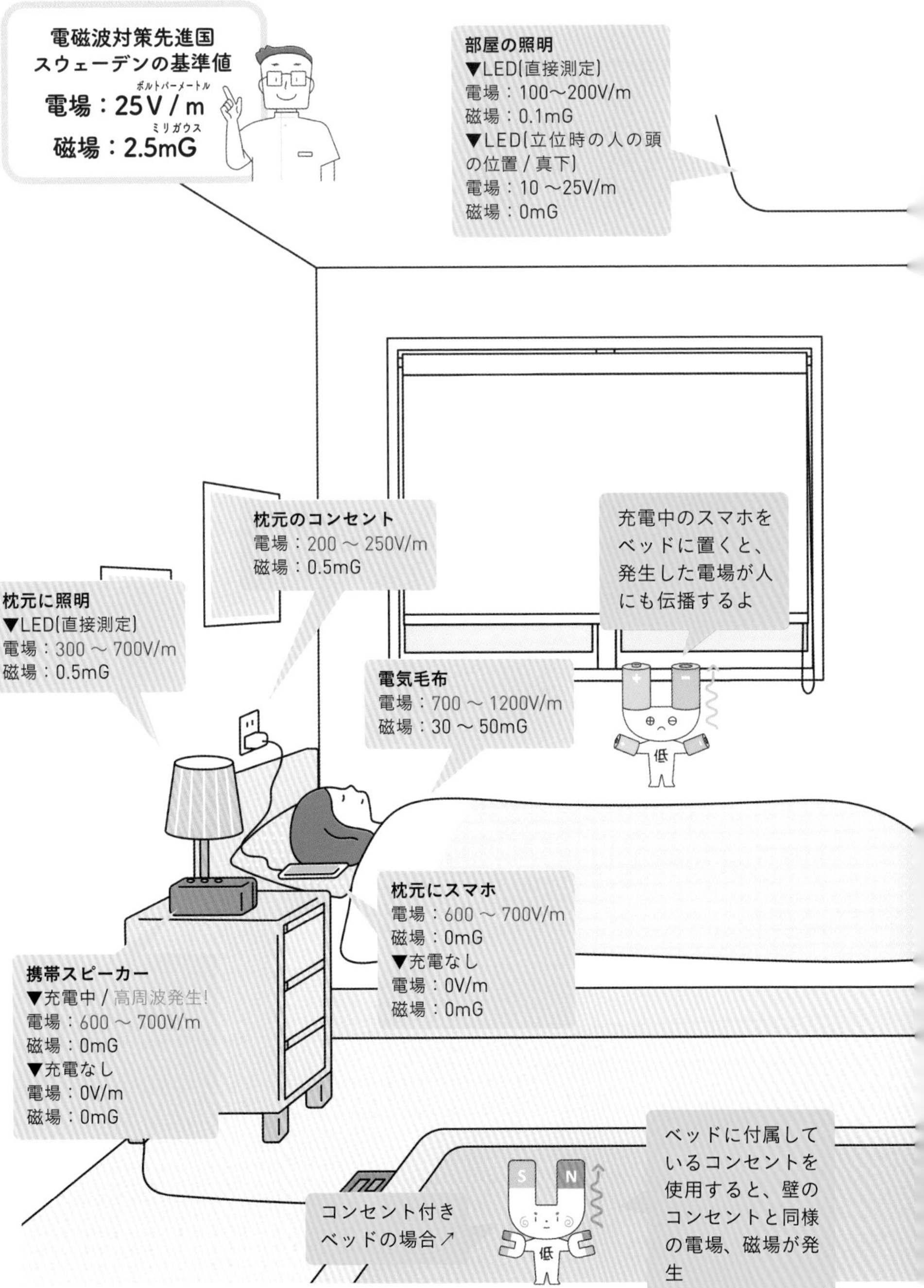
電磁波対策先進国
スウェーデンの基準値
電場：25V / m《ボルトパーメートル》
磁場：2.5mG《ミリガウス》
部屋の照明
▼LED(直接測定)
電場：100〜200V/m
磁場：0.1mG
▼LED(立位時の人の頭の位置 / 真下)
電場：10 〜25V/m
磁場：0mG
枕元のコンセント
電場：200 〜 250V/m
磁場：0.5mG
充電中のスマホをベッドに置くと、発生した電場が人にも伝播するよ
枕元に照明
▼LED(直接測定)
電場：300 〜 700V/m
磁場：0.5mG
電気毛布
電場：700 〜 1200V/m
磁場：30 〜 50mG
低
枕元にスマホ
電場：600 〜 700V/m
磁場：0mG
▼充電なし
電場：0V/m
磁場：0mG
携帯スピーカー
▼充電中 / 高周波発生!
電場：600 〜 700V/m
磁場：0mG
▼充電なし
電場：0V/m
磁場：0mG
ベッドに付属しているコンセントを使用すると、壁のコンセントと同様の電場、磁場が発生
コンセント付きベッドの場合↗
S
N
低

家も電磁波を発している？2階は特に注意が必要

左の図はある住宅の壁や床の電磁波を測定した結果ですが、1階に比べ2階はスウェーデンの基準値をほぼ上回っています。1階の照明や空調につながっている電気配線は、1階の天井裏、つまり2階の床下に配線される場合が多いので、電磁波が2階に伝播するのです。場所によっては200Vの電圧がかかった幹線（※電柱から家に引き込む線のこと）が通っています。そういった場合には、長く居ないようにすることが必要です。

特に気をつけたいのは、ソファーやベッドなどの家具を電気配線が通っている壁にぴったりつけている場合です。電磁波（低周波の電場）は表面を伝わって、ソファーに座っている人や寝ている人の体に影響を及ぼします。

したがって、ソファやベッドを壁から30㎝以上離しておくことが必要です。そのようにすることで症状が改善した人は多いようです。

電磁波対策先進国
スウェーデンの基準値　電場：25V/m《ボルトパーメートル》　磁場：2.5mG《ミリガウス》

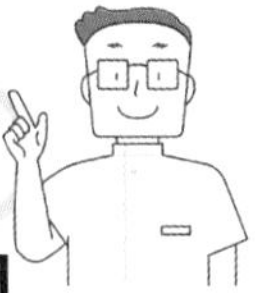

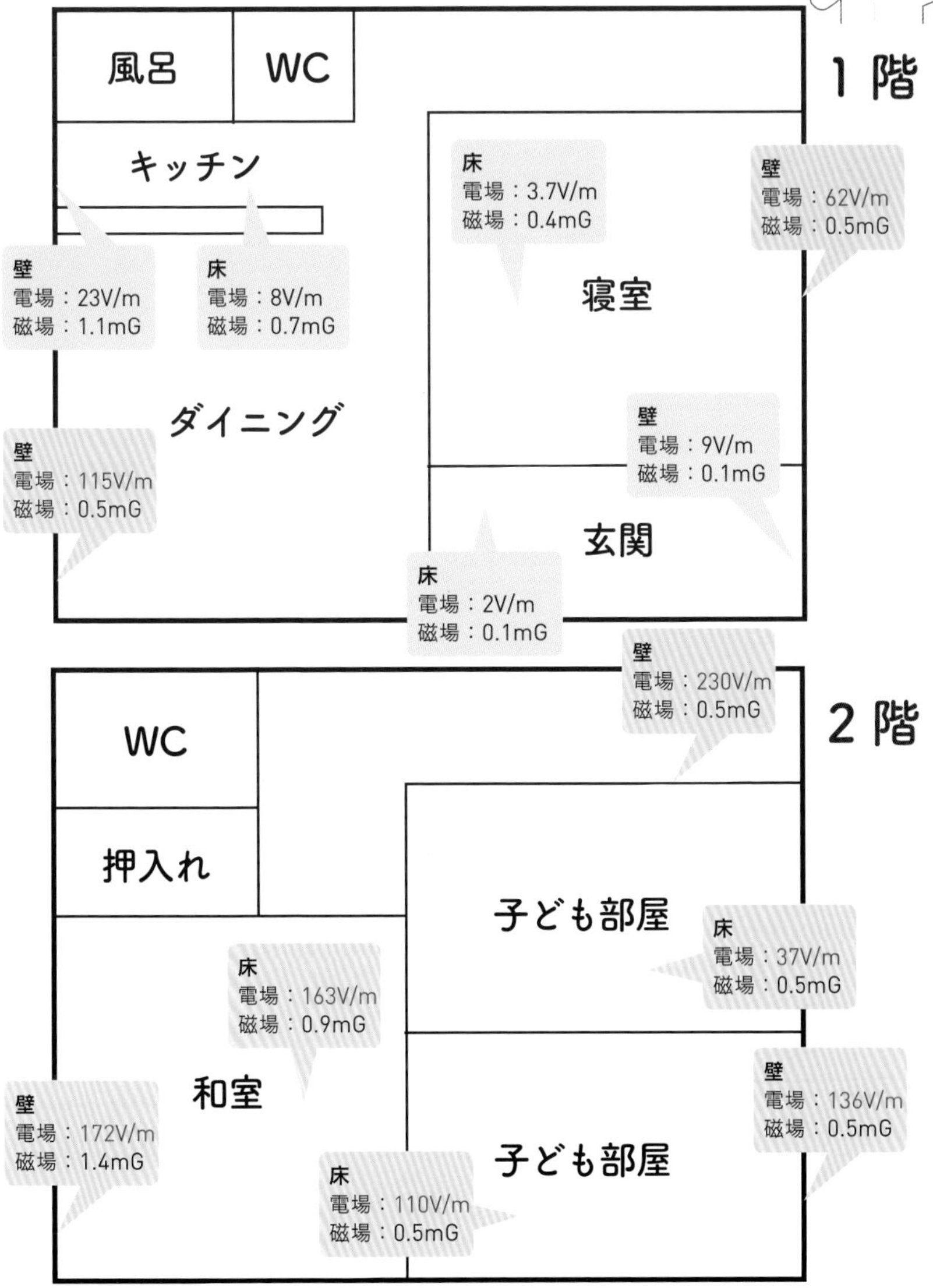

直接長時間触れるパソコンの電磁波は人へも伝播

電源につないだパソコンから出る電磁波（低周波電場）を20㎝離れた場所で測定すると、パソコンに触れていなくとも計測器は１７１Ｖ／ｍ（スウェーデンの基準値の約7倍の値）という高い数値を示します。さらに近づけ、測定器をパソコンの上に置くと７００Ｖ／ｍという値を示します。

電磁波は電位が高いほうから低いほうへと伝わるため人に伝播、作業中ずっとばく露していることになるのです。症状としては指や手、腕に湿疹が出たり、痛みが出る場合もあります。目の疲れ、頭痛、肩こりは多くの人に起こりうる症状です。

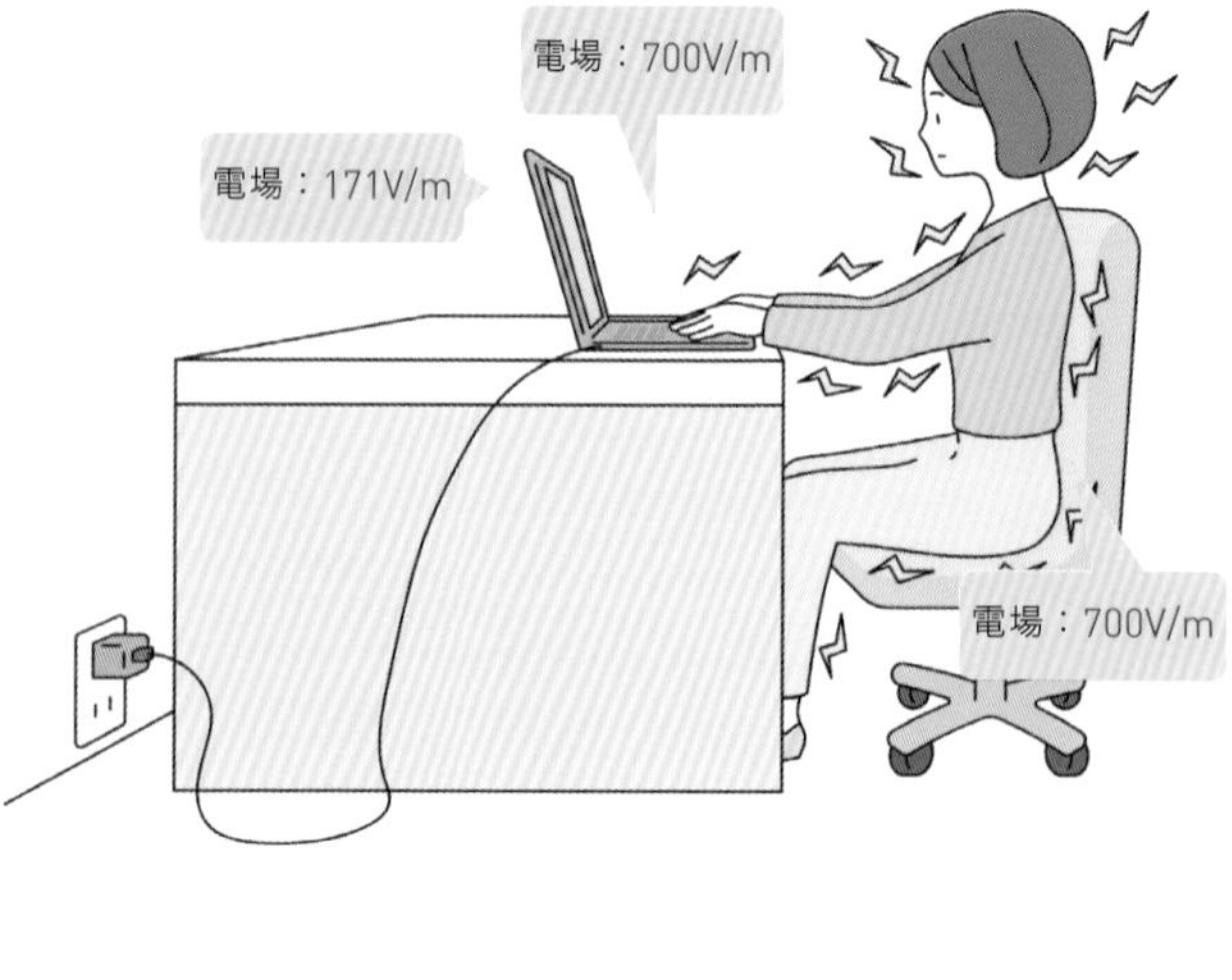

「太陽光パネル設置で病気になる」はあたりまえ

私は太陽光発電のパワーコンディショナーは病気製造機だと思っています。登校拒否、脱毛、不眠、アトピー性皮膚炎、喘息、うつ病、慢性疲労症候群を高い確率で起こします。それにもかかわらず、2025年より東京都では新築住宅に太陽光パネルの設置を義務化、全国へとこの動きが広がる可能性もあります。

問題は太陽光パネルではなく、パワーコンディショナーです。これは、太陽光パネルで発電した直流電気を家庭で使える交流電気へと変換するための装置ですが、スウェーデンの基準値の70倍以上の値を示すほど強い電磁波（低周波磁場）を発しているのです。

オール電化住宅も2030年度には累計1000万戸を突破、全住宅数の19%（富士経済市場予測）を占めると予想されています。ガスコンロや給湯器の代わりにIHクッキングヒーターやエコキュートを使用しますが、どちらも強力な電磁波が発生します。電磁波環境は住宅事情の変化からも悪化する一方ですが、対策をすれば大丈夫です。

Ｗｉ－Ｆｉが家を電子レンジに変える

スマートフォンやゲームを楽しんだり、動画を見るのに必要な９割以上の家庭に設置されているＷｉ－Ｆｉからは強力な電磁波が発生しています。Ｗｉ－Ｆｉから出る電磁波は高周波です。室内どこにいても電波が届くようシステム化されており、多くの家庭では電源は１日中つけっぱなし。電子レンジ（２・４５ＧＨｚ）と非常に近い周波数・２・４ＧＨｚを発しているため、私は「Ｗｉ－Ｆｉは家全体を電子レンジへとかえる装置」だ

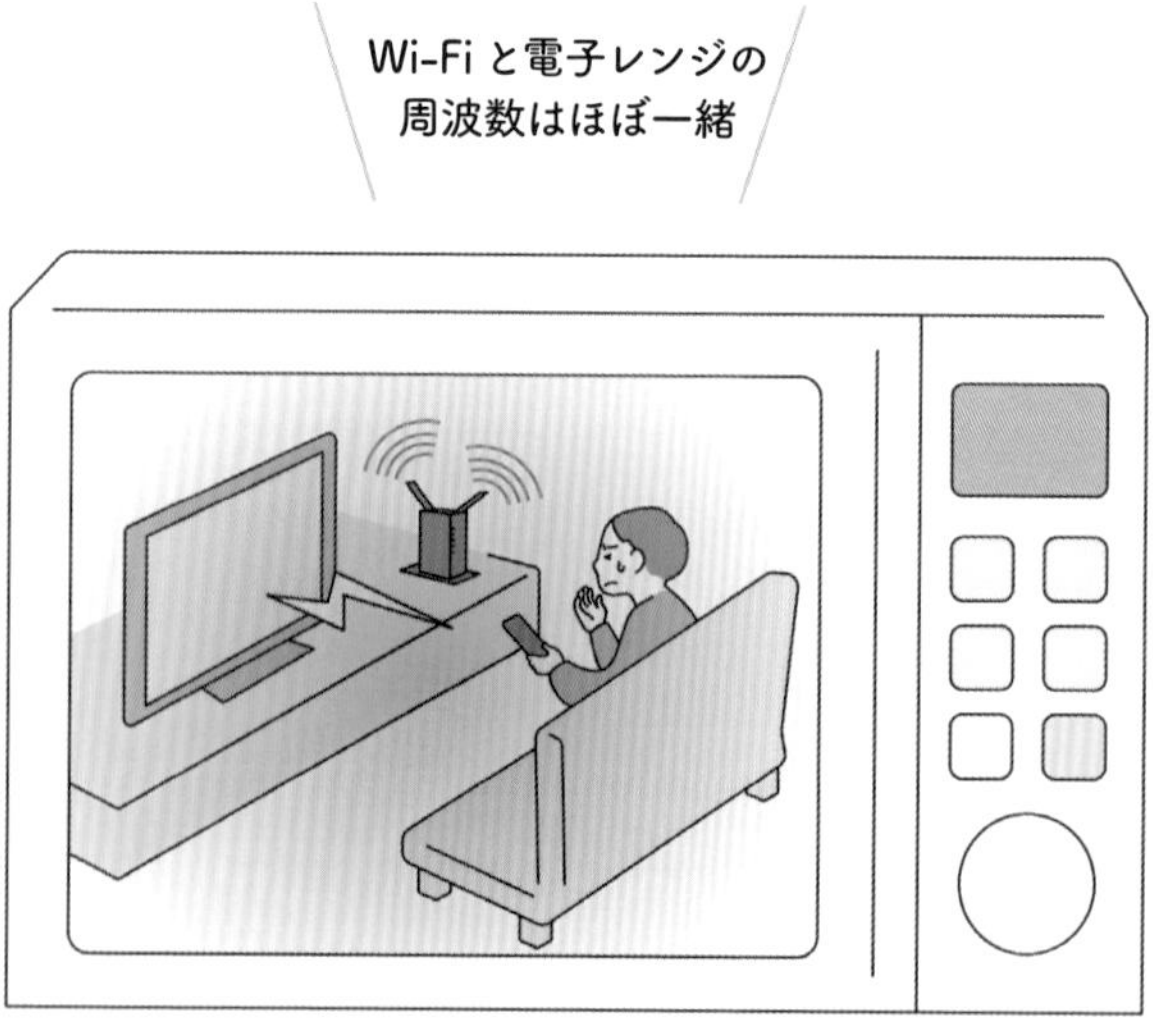
Wi-Fi と電子レンジの
周波数はほぼ一緒

と思っています。電子レンジの中で暮らしていると考えると、心や体が不調になるのも容易に想像できるでしょう。

高周波電磁波はスマートフォン使用時にも注意が必要です。

スマートフォンを体から離して通話する場合はそれほど問題ではないのですが、耳に直接当てて通話するのは危険です。耳から脳へとつながる外耳道を通り、頭蓋骨内で跳ね返りを起こして電磁波が増幅される可能性があります。通話前と通話時で脳の前頭前野の血流を測る実験を行ったところ、通話時は著しく血流が低下するという実験結果も出ています。

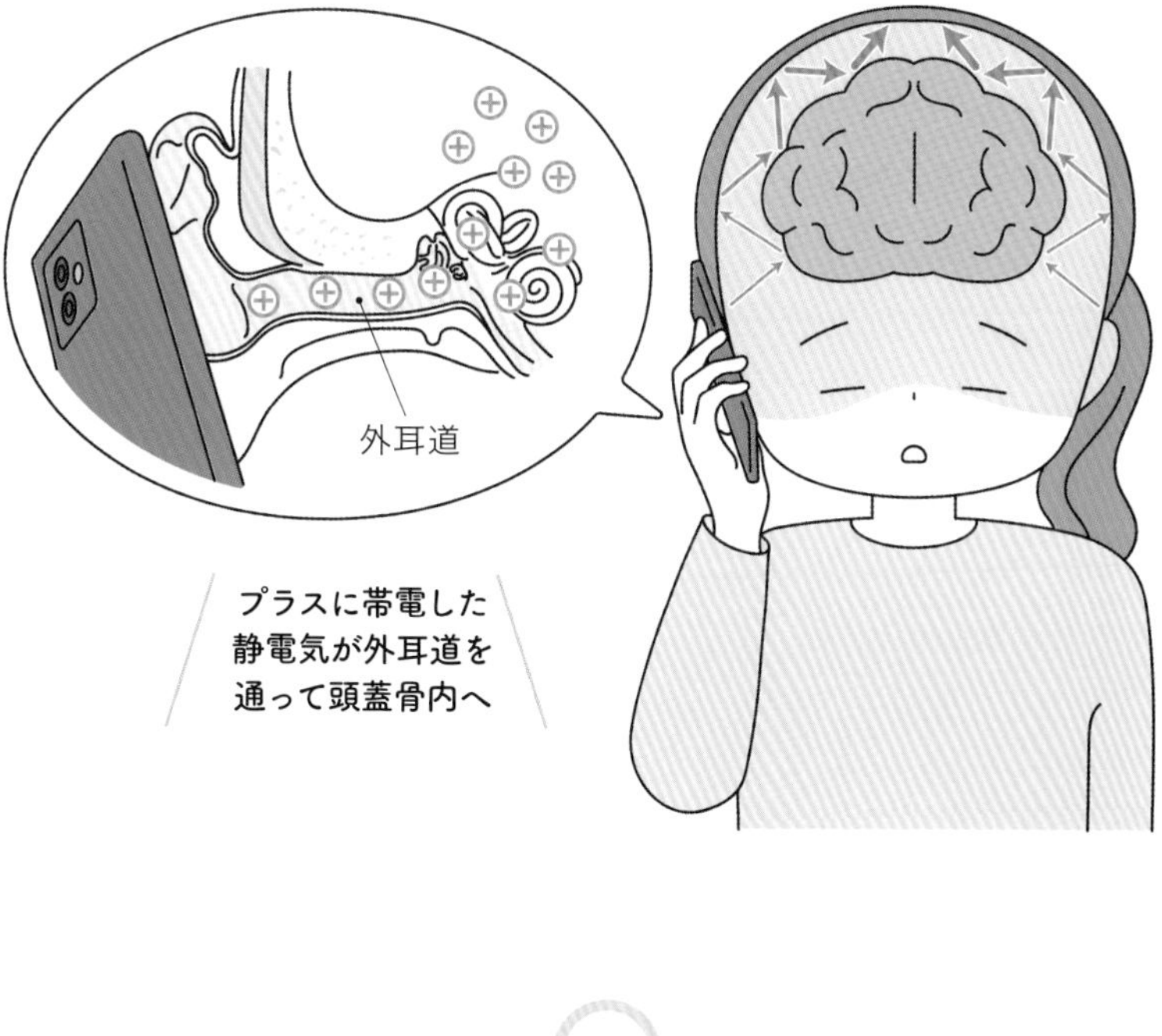
外耳道
プラスに帯電した
静電気が外耳道を
通って頭蓋骨内へ

増え続ける携帯電話基地局

２０２０年3月の５Ｇスタート以来、世界最高水準の５Ｇ環境を目指し、携帯電話基地局の増設が急ピッチで進められています。

10年前、地下街では電波が届かない場所が多くありましたが、今はほとんどの場所に届きます。携帯電話基地局からの電磁波ばく露レベルは10年間で、中央値が約3倍上昇、地下街では約１００倍上昇（情報通信研究機構調べ）という測定結果も出ています。

携帯電話基地局も郊外型から狭いエリアをカバーするタイプまでさまざまなものが開発され、網の目のように電波を張り巡らせるため、多くの場所に設置されています。次のページに主な種類を記していますが、あなたの家や会社の近くにも携帯電話基地局をいくつも発見できるはずです。

携帯電話基地局が近所にある人が突然、アトピー性皮膚炎を発症、やけどしたような肌のただれ、うつ、不眠、鼻血など、さまざまな不調を訴えて数多く来院されます。

【あなたの家や会社のそばに!?　携帯電話基地局の主な種類】

引用：総務省「携帯電話基地局とわたしたちの暮らし」

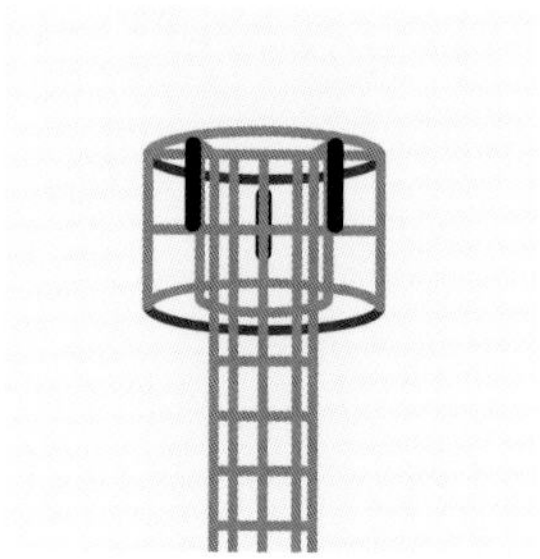

鉄塔タイプ

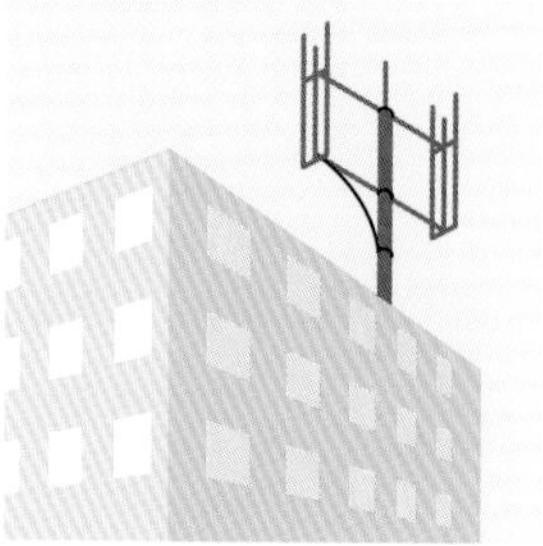

ビル設置タイプ

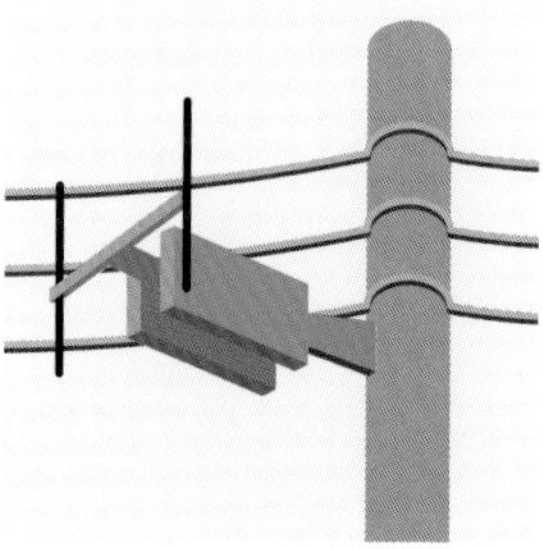

小型基地局

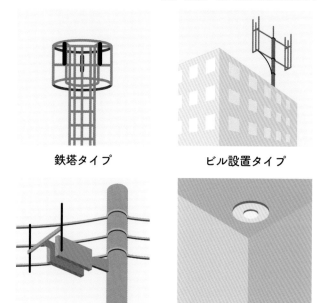

屋内電波改善装置

【家の敷地内に携帯基地局を建てた女性の腕】

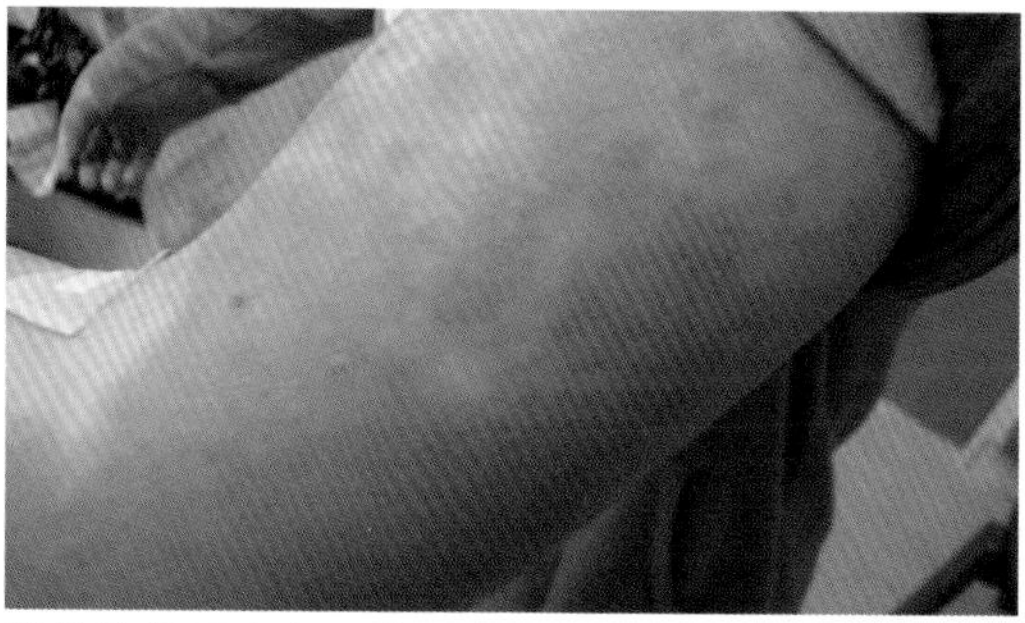

携帯基地局を庭に建ててから肌がやけどのようにふくれあがったと来院

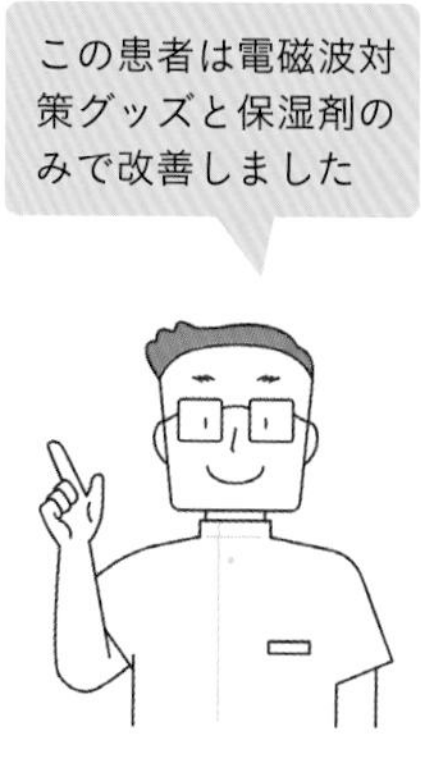
この患者は電磁波対策グッズと保湿剤のみで改善しました

第3回『スマホをすると 集中できない!?』

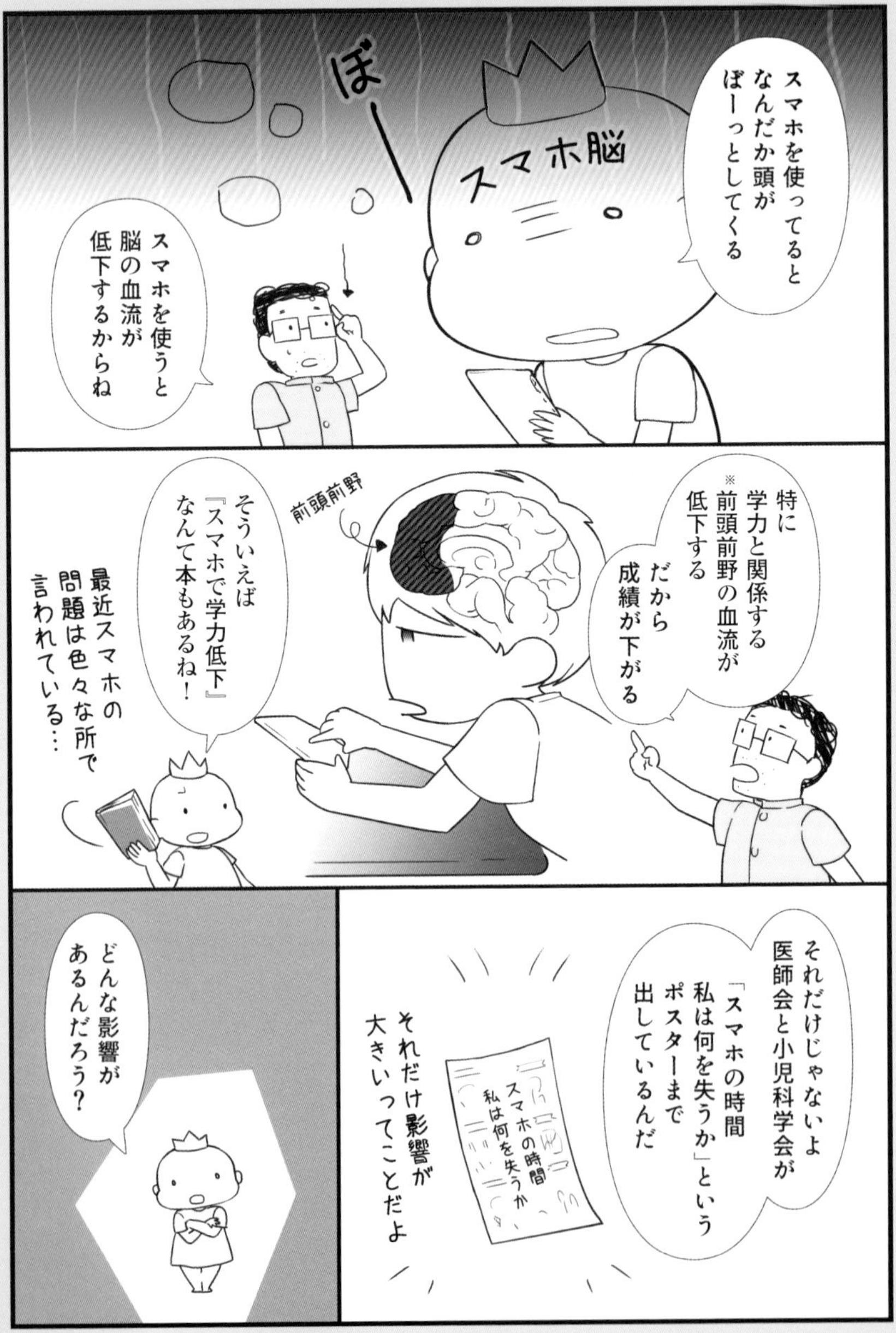
スマホを使ってるとなんだか頭がぼーっとしてくる
ぼー
スマホ脳
スマホを使うと脳の血流が低下するからね
特に学力と関係する※前頭前野の血流が低下する
だから成績が下がる
前頭前野
そういえば『スマホで学力低下』なんて本もあるね!
最近スマホの問題は色々な所で言われている…
それだけじゃないよ医師会と小児科学会が「スマホの時間私は何を失うか」というポスターまで出しているんだ
スマホの時間 私は何を失うか
それだけ影響が大きいってことだよ
どんな影響があるんだろう?

※左脳と右脳があるところ

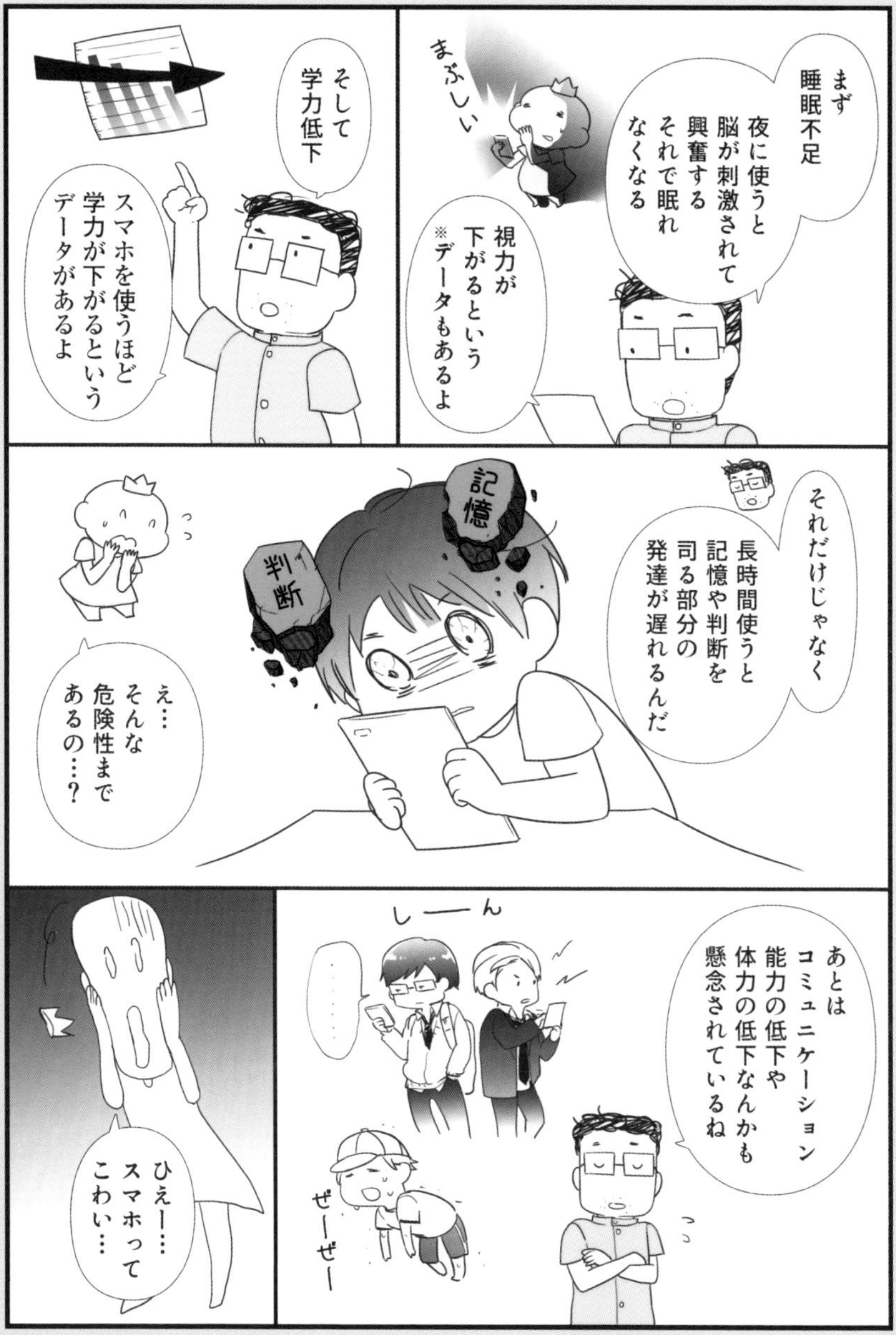
まず
睡眠不足
夜に使うと
脳が刺激されて
興奮する
それで眠れ
なくなる
まぶしい
視力が
下がるという
※データもあるよ
そして
学力低下
スマホを使うほど
学力が下がるという
データがあるよ
それだけじゃなく
長時間使うと
記憶や判断を
司る部分の
発達が遅れるんだ
記憶
判断
え…
そんな
危険性まで
あるの…？
あとは
コミュニケーション
能力の低下や
体力の低下なんかも
懸念されているね
し――ん
……
ぜーぜー
ひえー…
スマホって
こわい…

※文部科学省のホームページにデータが載っているので、気になる人は検索してみてください。

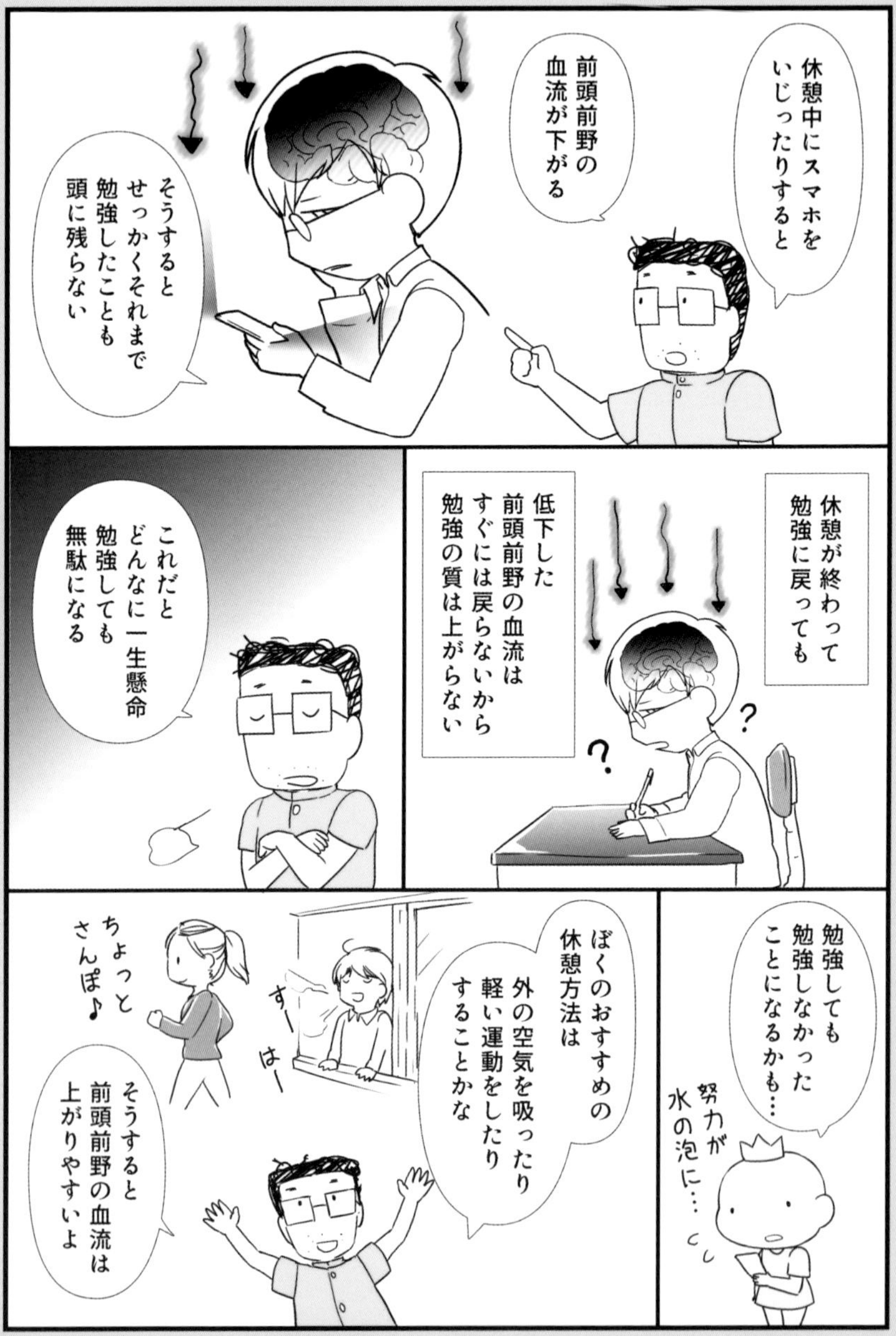
休憩中にスマホをいじったりすると
前頭前野の血流が下がる
そうするとせっかくそれまで勉強したことも頭に残らない
休憩が終わって勉強に戻っても
低下した前頭前野の血流はすぐには戻らないから勉強の質は上がらない
これだとどんなに一生懸命勉強しても無駄になる
勉強してもことにしなかったことになるかも…
努力が水の泡に…
ぼくのおすすめの休憩方法は外の空気を吸ったり軽い運動をしたりすることかな
すー はー
ちょっとさんぽ♪
そうすると前頭前野の血流は上がりやすいよ

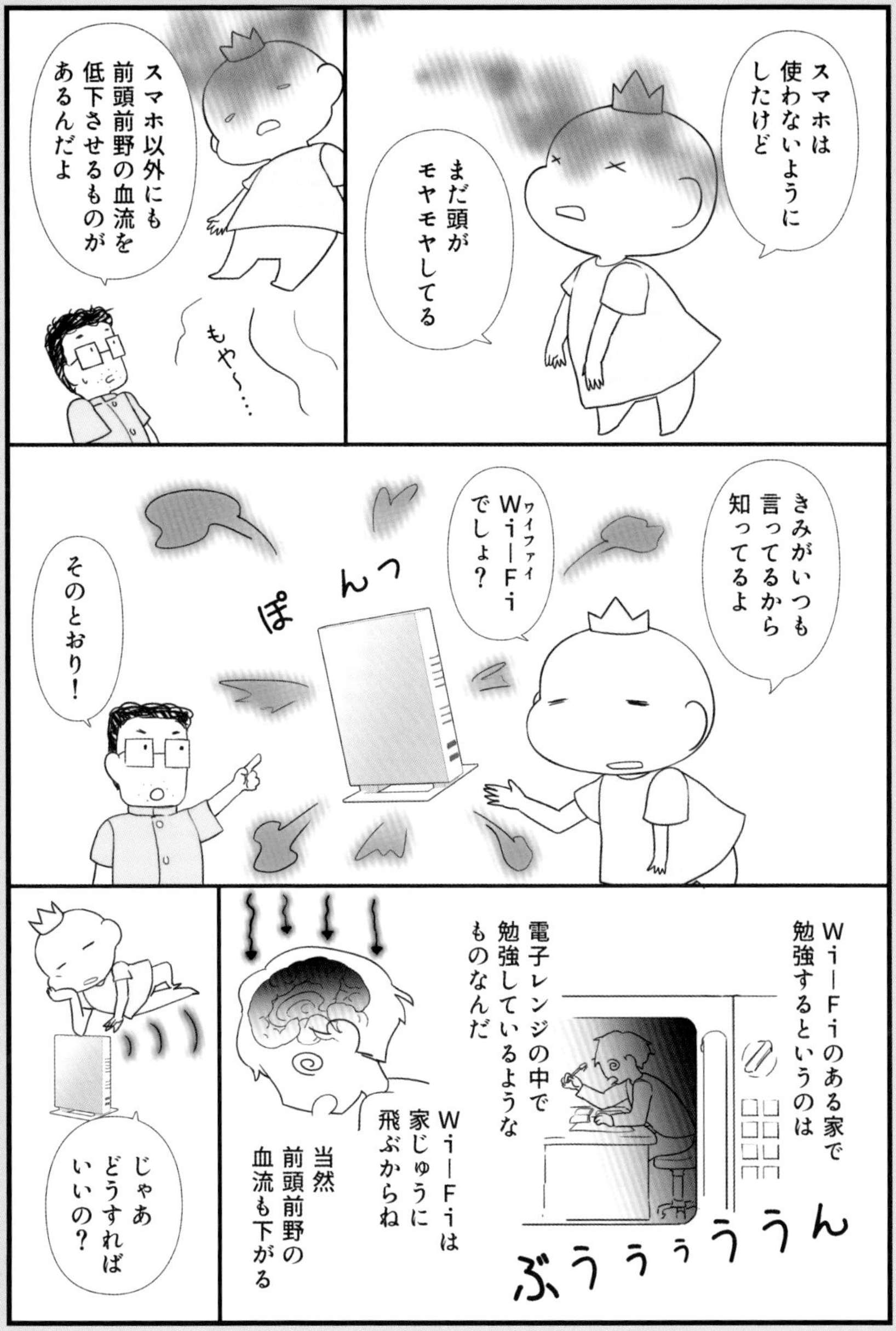
スマホは使わないようにしたけど
まだ頭がモヤモヤしてる
スマホ以外にも前頭前野の血流を低下させるものがあるんだよ
もや〜…
きみがいつも言ってるから知ってるよ
Wi-Fi《ワイファイ》でしょ？
ぽんっ
そのとおり！
Wi-Fiのある家で勉強するというのは
電子レンジの中で勉強しているようなものなんだ
ぶうぅぅううん
Wi-Fiは家じゅうに飛ぶからね
当然前頭前野の血流も下がる
じゃあどうすればいいの？

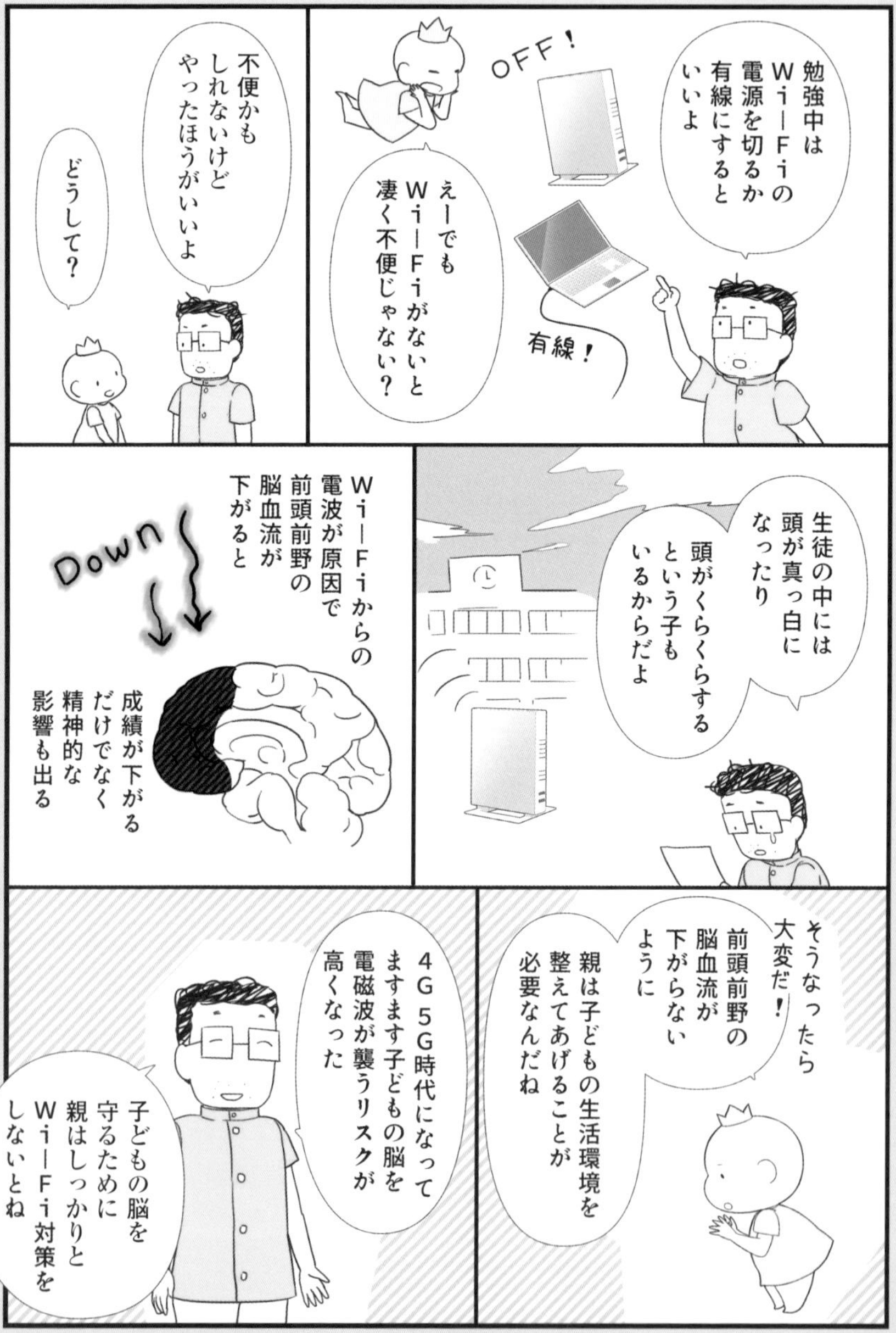
勉強中はWi-Fiの電源を切るか有線にするといいよ
OFF!
有線!
えーでもWi-Fiがないと凄く不便じゃない?
不便かもしれないけどやったほうがいいよ
どうして?
生徒の中には頭が真っ白になったり
頭がくらくらするという子もいるからだよ
Wi-Fiからの電波が原因で前頭前野の脳血流が下がると
Down
成績が下がるだけでなく精神的な影響も出る
そうなったら大変だ!
前頭前野の脳血流が下がらないように
親は子どもの生活環境を整えてあげることが必要なんだね
4G 5G時代になってますます子どもの脳を電磁波が襲うリスクが高くなった
子どもの脳を守るために親はしっかりとWi-Fi対策をしないとね

PART 4

今すぐできる電磁波対策をしよう

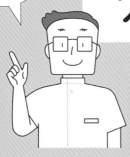

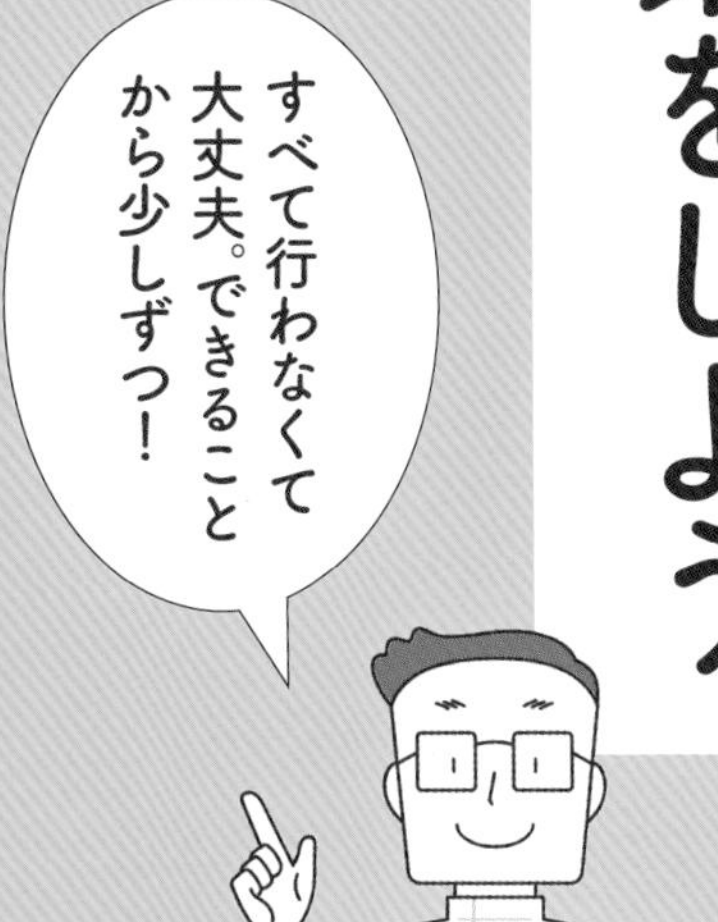
すべて行わなくて
大丈夫。できること
から少しずつ！

影響を最も受けやすい睡眠中を快適に「寝室」の電磁波対策

一番体が無防備な状態になる睡眠中の電磁波対策は最も重要です。ポイントは電磁波発生源（壁の中の電気配線、電気コンセント、スマートフォンなど）から遠ざかること。ベッドは壁から30cm以上離し、電気コンセントが枕元に来ないようにセットしましょう。スマートフォンはベッドの上に置かないのがおすすめです。スプリングコイル入りのベッドは電磁波の影響を強くするので、できれば避けたいものです。

冬に登場回数の多いホットカーペットや電気毛布はスウェーデンの基準値の40倍の電磁波を発しています。また、床暖房は電線で温める方式のものは寒さが厳しくない日は使わないようにしましょう。

効果をさらに感じたい人は、寝る前にWi-Fiの電源をオフ、さらに寝室部分と寝室の真下の部屋のブレーカーのスイッチを切ってみませんか？　高周波電磁波と、壁の電気配線からの低周波電磁波をシャットアウト、翌朝スッキリと目覚められるでしょう。

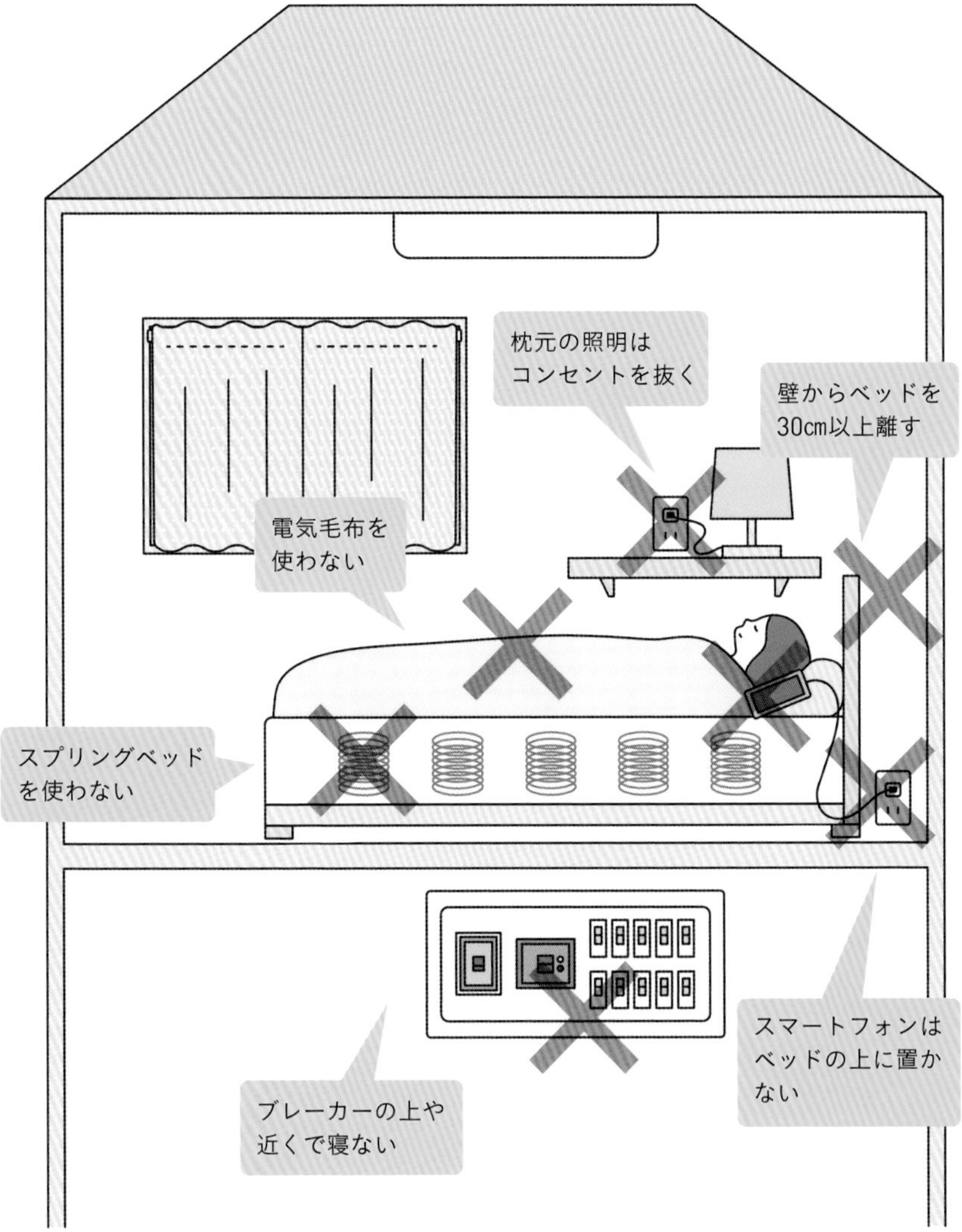
枕元の照明は
コンセントを抜く
壁からベッドを
30㎝以上離す
電気毛布を
使わない
スプリングベッド
を使わない
スマートフォンは
ベッドの上に置か
ない
ブレーカーの上や
近くで寝ない

24時間そばにある「スマートフォン」の電磁波対策

起きている間中、ほぼ手元にあるスマートフォン。よく、胸ポケットに入れている人がいますが、心臓は生体電気によって動いている代表的な臓器です。電磁波の影響を一番多く受けやすく、不整脈などの症状が出ることもあります。カバンに入れるなど、体から離して持つようにしましょう。

また、電波が通じにくい時やアクセスポイントが頻繁に変わるような時は、より強い電磁波を発しています。これはより繋がりやすい基地局を求めてスマートフォンがフル稼働している状態だからです。この時、電磁波は通常の約10倍発生します。高速道路や新幹線がその例です。車であればダッシュボードの上、新幹線なら背面テーブルの上に置くなど、体から距離を置く、機内モードにするなどの工夫が必要です。

就寝前1時間はデジタルデトックスを。ブルーライトの光が脳の松果体《しょうかたい》に伝わり、メラトニンの分泌を抑制するため、不眠へと繋がります。

胸ポケットに
入れない
新幹線の車内では背
面テーブルに置く。
電波が悪い場所では
機内モードにする
22:00
寝る1時間前は
画面を見ない

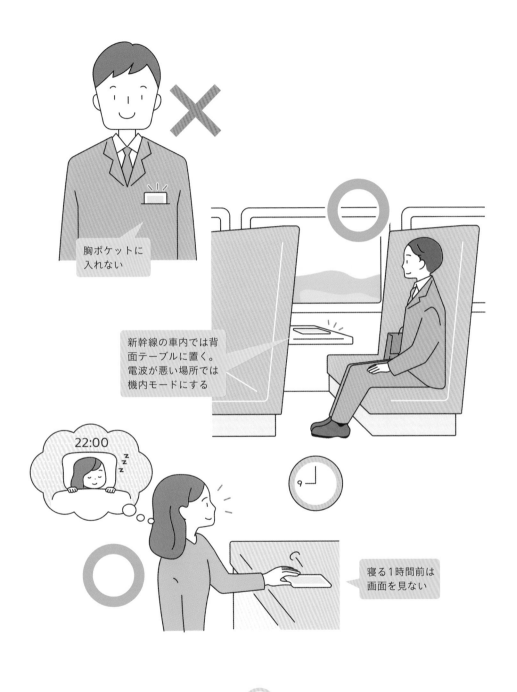

ACアダプターはとっても危険「パソコン」の電磁波対策

パソコンを充電するために使うACアダプターは、いわば「小さな変電所」。コンセントから供給される「交流」電流を、パソコンを動かすための「直流」電流へと変換する装置です。ACアダプターに繋がっている機器をたくさん充電している場所で鼻血が止まらなくなった人もいます。

充電コードを繋いだパソコンは、至近距離では低周波電場が約700V／m発生するため、充電したまま使うことは控えましょう。逆に、充電コードを外すと低周波電磁波はゼロになります。ノートパソコンの場合は充電してから使用するか、モバイルバッテリーを繋げて使うのがおすすめです。スマートフォン、タブレットも同様です。

ワイヤレスイヤホンの使用も高周波電磁波の影響を強く受けるため、注意が必要です。オンラインミーティングは端末に電磁波対策を行ったうえで有線のマイク付きイヤホンかスピーカーをオンにして行いましょう。スマートフォン通話の場合も同様です。

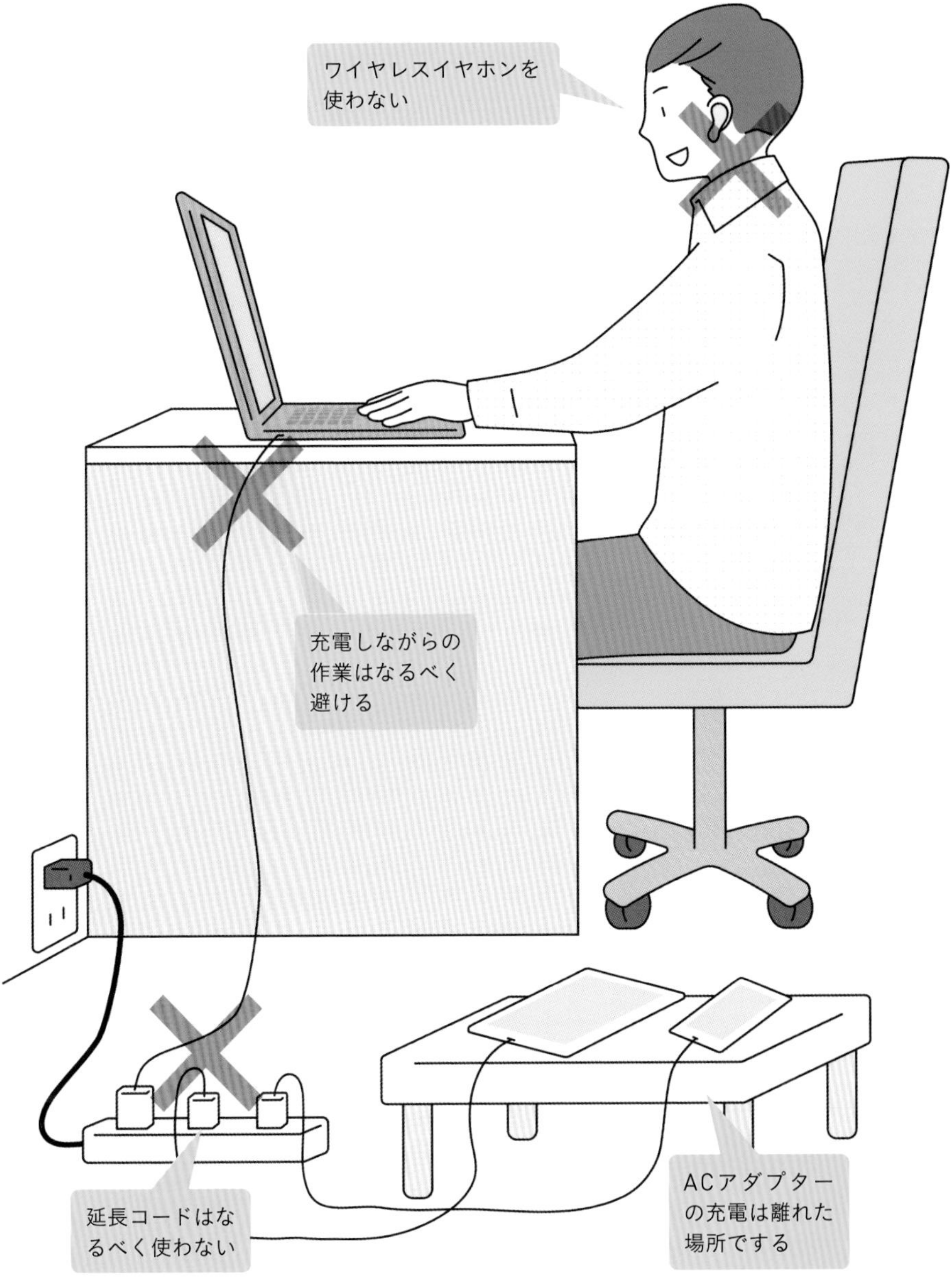
ワイヤレスイヤホンを使わない
充電しながらの作業はなるべく避ける
延長コードはなるべく使わない
ACアダプターの充電は離れた場所でする

電磁波ばく露により体に溜まった「静電気」の対策

静電気はアーシングすることで体から抜けていきます。裸足になり直接大地に触れましょう。土が理想ですが、外の地面にあるコンクリート、アスファルトでも大丈夫。一瞬で体中の静電気が抜けていきます。身体電圧計で測定すると、下がっていることが確認できるでしょう。なお、土をビニール袋などに入れて持ち歩く人がいますが、それではアーシングはできません。大地と繋がっていることが大切です。

高層マンションにお住まいの方でなかなか大地に触れる機会がないという人でも、気軽にアーシングできる方法があります。電子レンジ、洗濯機、冷蔵庫、エアコンなどの後ろについているアースターミナル付きのコンセント。この小窓内部にあるネジ（アース線がつながっている箇所）に指を当てるだけで、体に溜まった静電気が放出されていきます。このネジはアース線で地中までつながっており、地中に電流を流す役割をしています。

【大地に直接触れる】

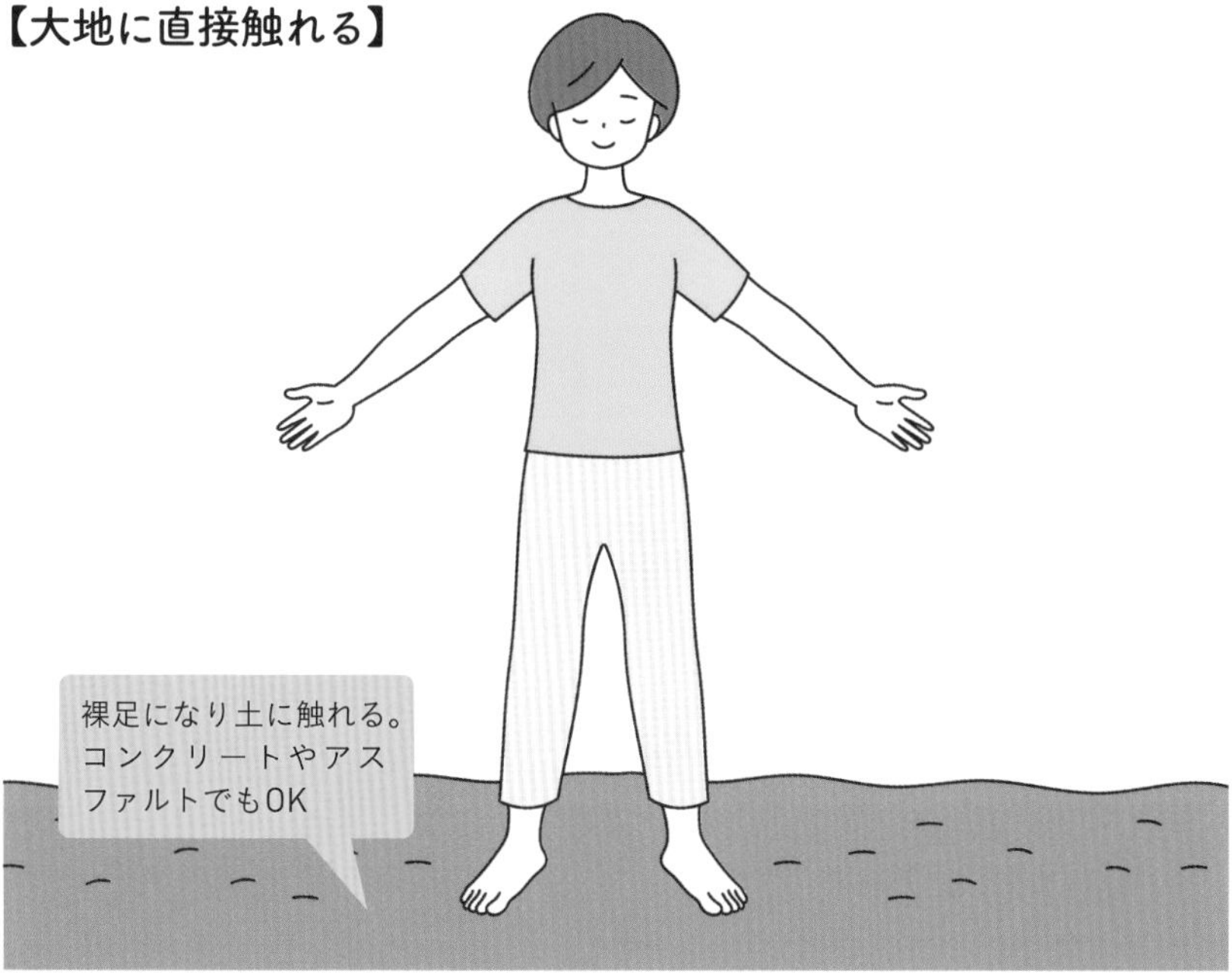

裸足になり土に触れる。

【アースターミナル付コンセントに触れる】

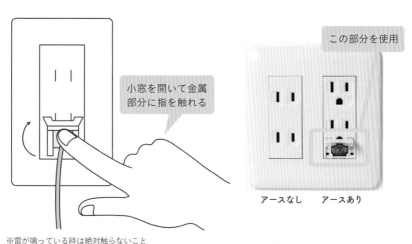

小窓を開いて金属
部分に指を触れる

この部分を使用

アースなし　アースあり

※雷が鳴っている時は絶対触らないこと

有害電磁波が病気のドミノをつくる

ある患者さんは電磁波が原因で、まずはじめに気管支喘息になりました。その後すぐに不眠症になり、最後に高血圧にもなったのです。

電磁波障害の場合には、まるでドミノ倒しをしているように病気が増えます。こういった場合、現代医学では一つひとつの病気に対していちいち薬が出されます。そのため、薬代がかさみ、薬の量も増えるので経済的にも、体にも負担がかかります。

しかし、電磁波というさまざまな病気を生み出すモンスターに気付いて、きちんと対策をすると、薬を使わなくてもこれらの病気は一斉に改善するか、消えてなくなります。

電磁波問題は送電線やＷｉ－Ｆｉももちろんですが、最も身近な家の中にある電気製品、電気コンセント、そして壁の中や床下に張り巡らされている電気配線からの影響も強く受けているのです。

COLUMN

第4回『家族が次々と不調になる家』

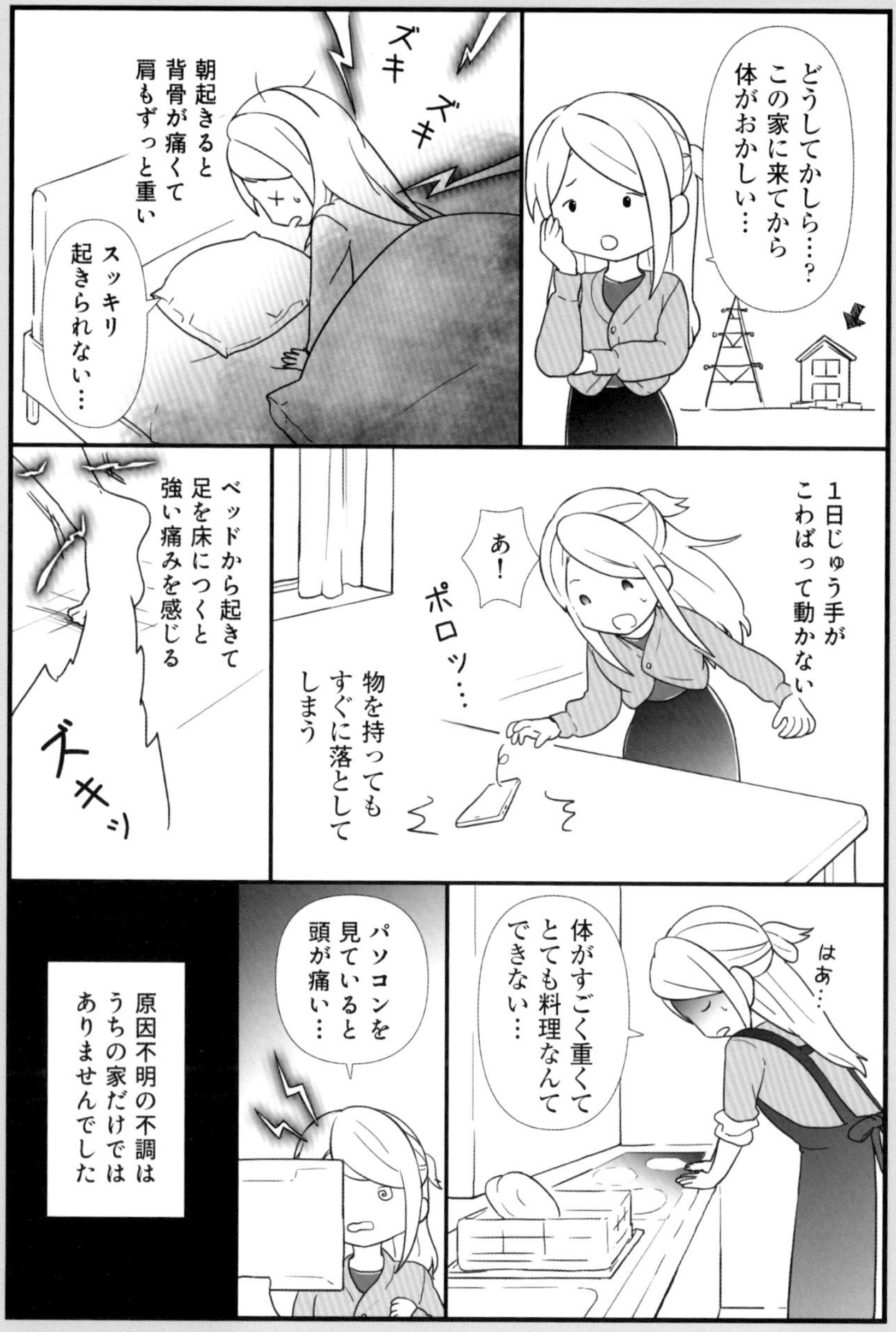
どうしてかしら…？
この家に来てから体がおかしい…
朝起きると背骨が痛くて肩もずっと重い
ズキ
ズキ
スッキリ起きられない…
1日じゅう手がこわばって動かない
あ！
ポロッ…
物を持ってもすぐに落としてしまう
ベッドから起きて足を床につくと強い痛みを感じる
ズキッ
はあ…
体がすごく重くてとても料理なんてできない…
パソコンを見ていると頭が痛い…
原因不明の不調はうちの家だけではありませんでした

→起き出しは痛みが強いが歩いていると徐々によくなる

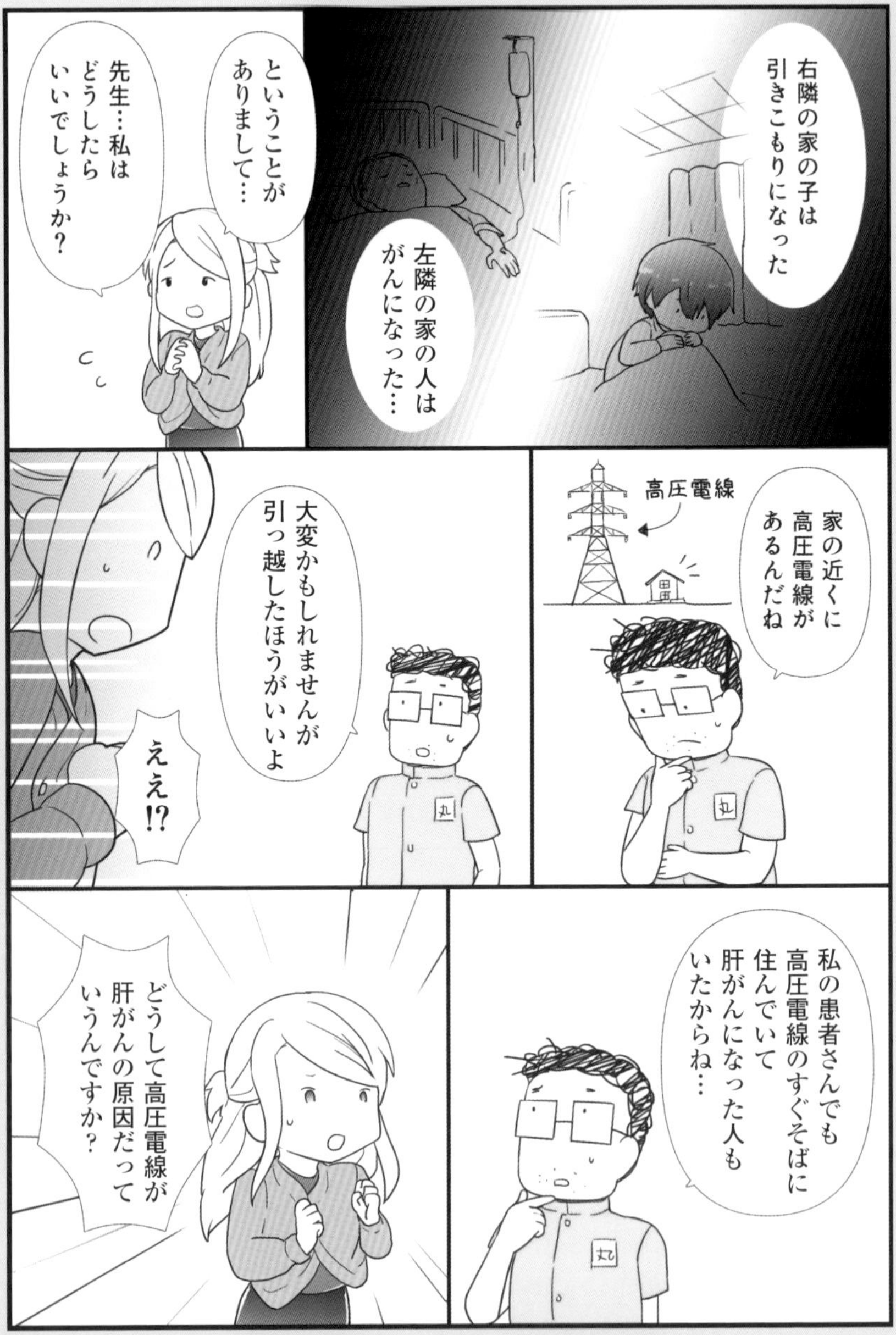
右隣の家の子は引きこもりになった
左隣の家の人はがんになった…
ということがありまして…
先生…私はどうしたらいいでしょうか？
高圧電線
家の近くに高圧電線があるんだね
大変かもしれませんが引っ越したほうがいいよ
ええ!?
私の患者さんでも高圧電線のすぐそばに住んでいて肝がんになった人もいたからね…
どうして高圧電線が肝がんの原因だっていうんですか？

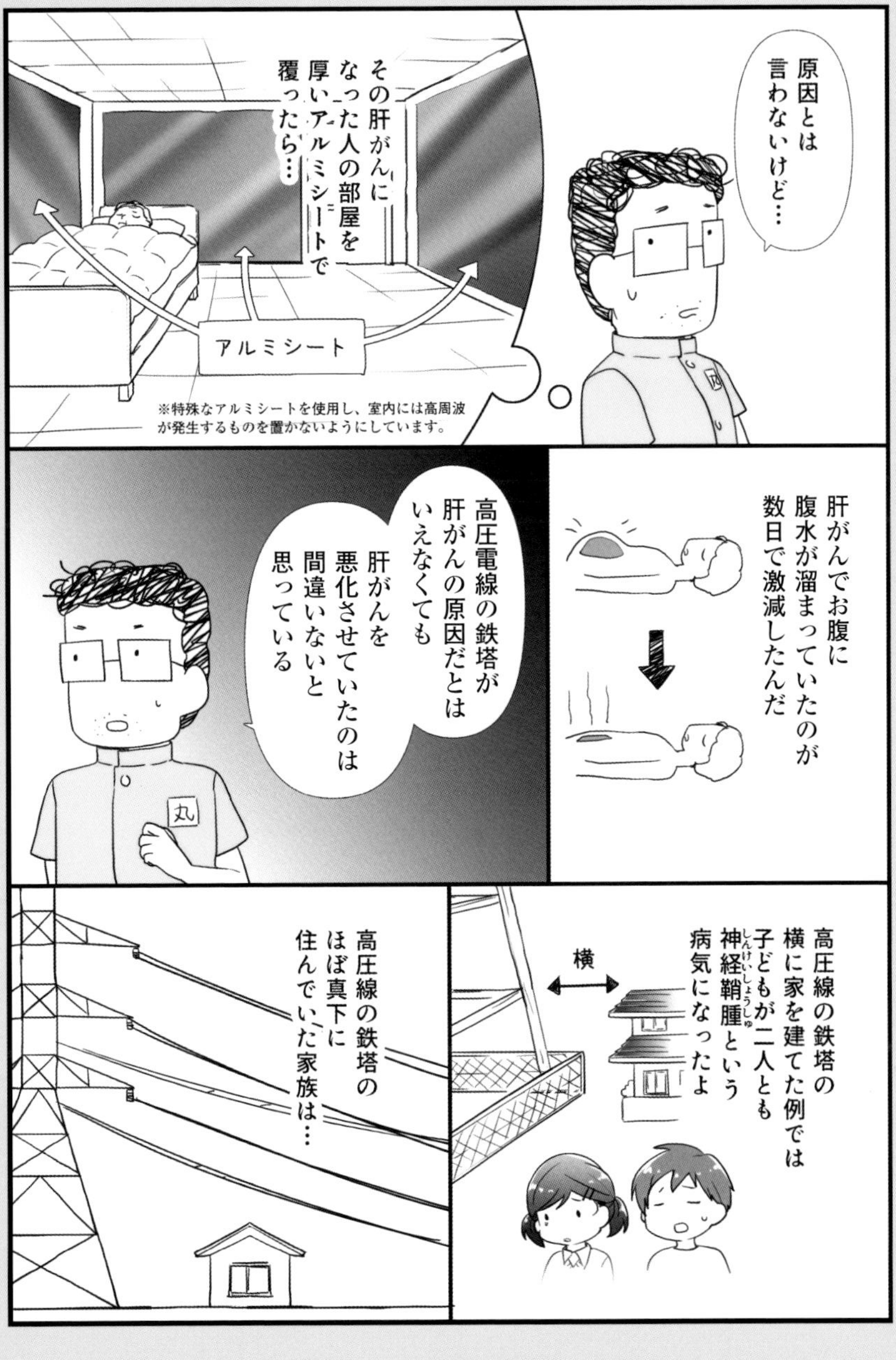

原因とは言わないけど…
その肝がんになった人の部屋を厚いアルミシートで覆ったら…
アルミシート
※特殊なアルミシートを使用し、室内には高周波が発生するものを置かないようにしています。
肝がんでお腹に腹水が溜まっていたのが数日で激減したんだ
高圧電線の鉄塔が肝がんの原因だとはいえなくても
肝がんを悪化させていたのは間違いないと思っている
丸
横
高圧線の鉄塔の横に家を建てた例では子どもが二人とも神経鞘腫《しんけいしょうしゅ》という病気になったよ
高圧線の鉄塔のほぼ真下に住んでいた家族は…

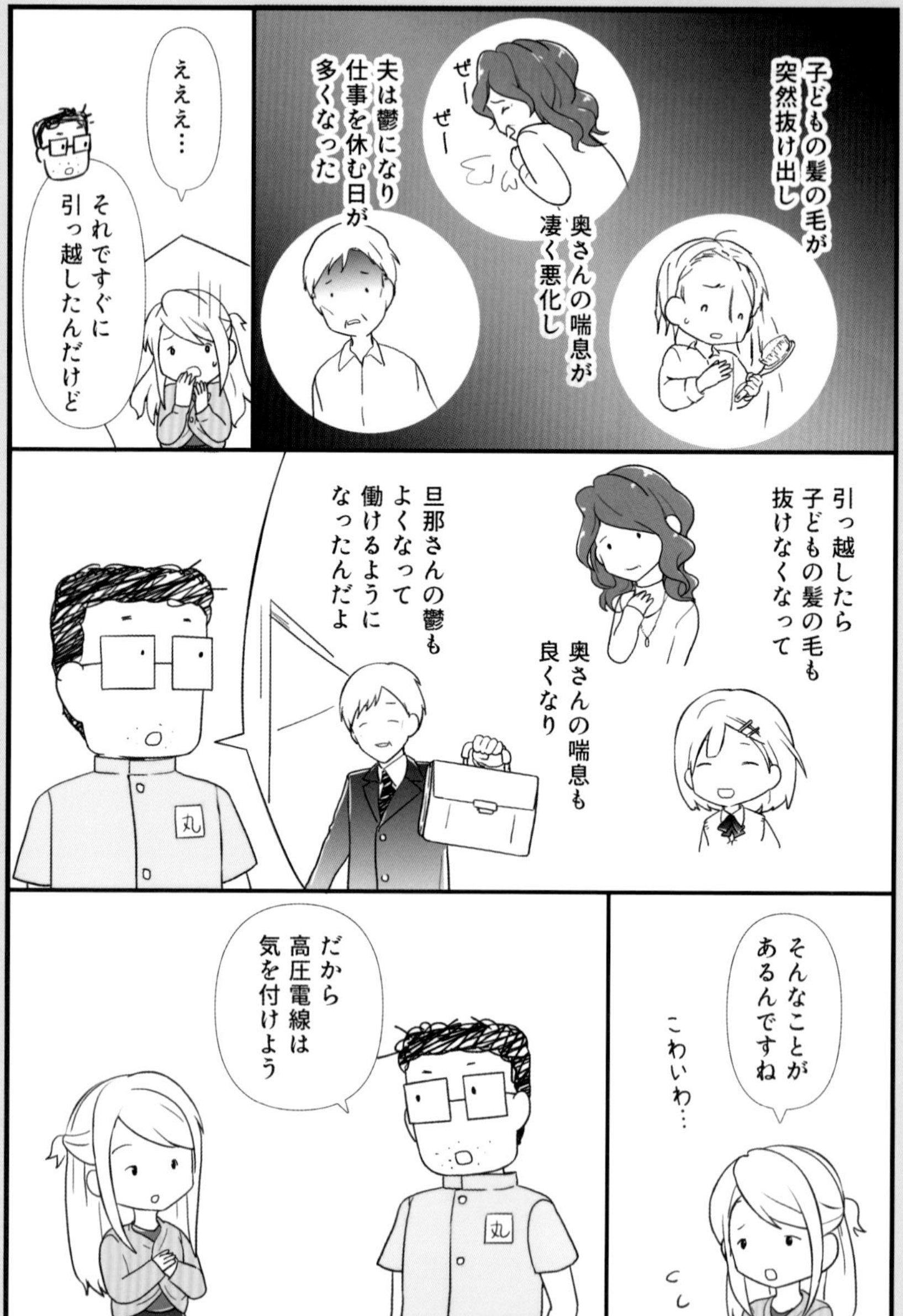
子どもの髪の毛が
突然抜け出し
奥さんの喘息が
凄く悪化し
ぜー
ぜー
夫は鬱になり
仕事を休む日が
多くなった
えええ…
それですぐに
引っ越したんだけど
引っ越したら
子どもの髪の毛も
抜けなくなって
奥さんの喘息も
良くなり
旦那さんの鬱も
よくなって
働けるように
なったんだよ
丸
そんなことが
あるんですね
こわいわ…
だから
高圧電線は
気を付けよう
丸

PART
5

電磁波対策グッズを使ってみよう

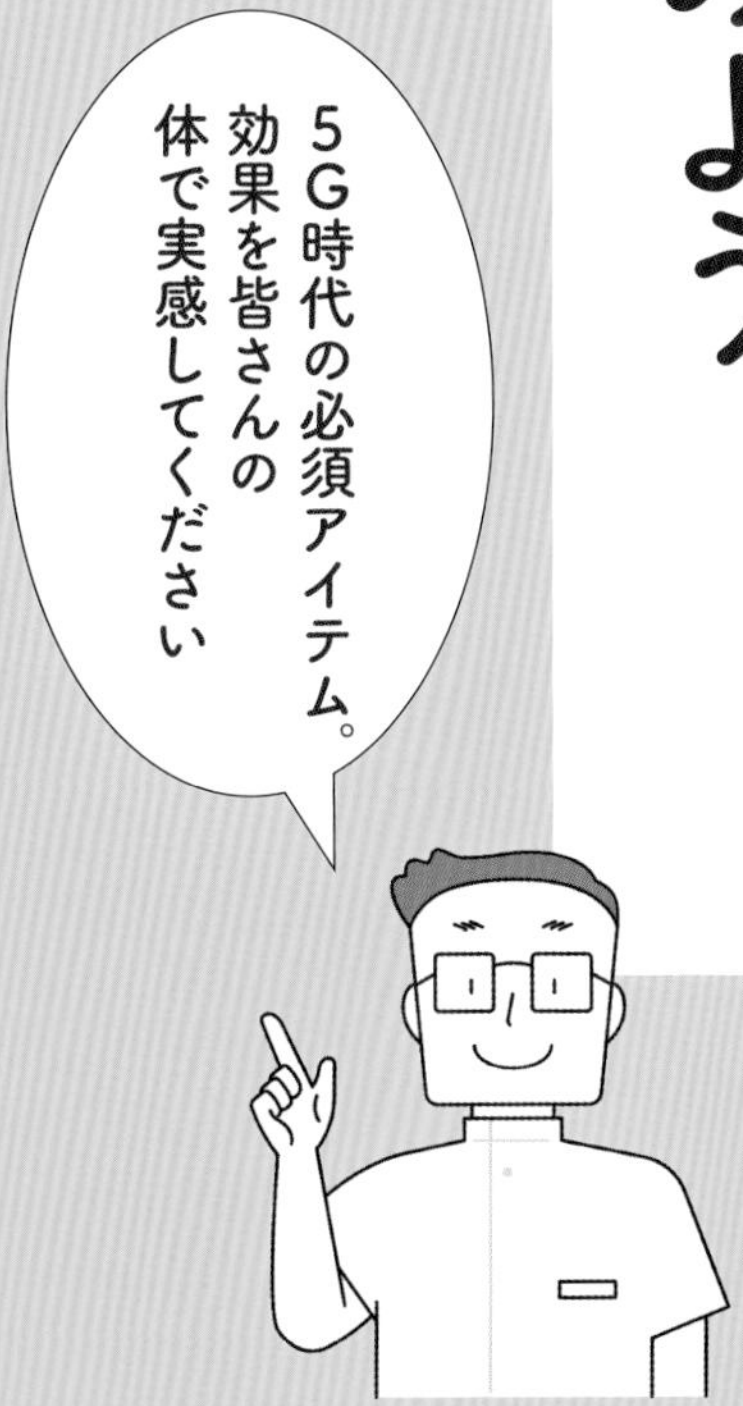
5G時代の必須アイテム。
効果を皆さんの
体で実感してください

8年の
研究期間を経て
丸山医師が開発

貼るだけで電磁波ケアに！

一般医療機器認可
【特別グッズ】

ブラックアイナノの驚きのヒミツ

【巻末に付いているのはコレ！】

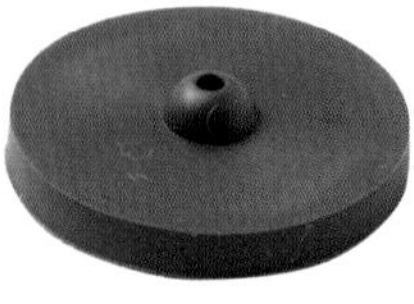

ブラックアイナノ
1個

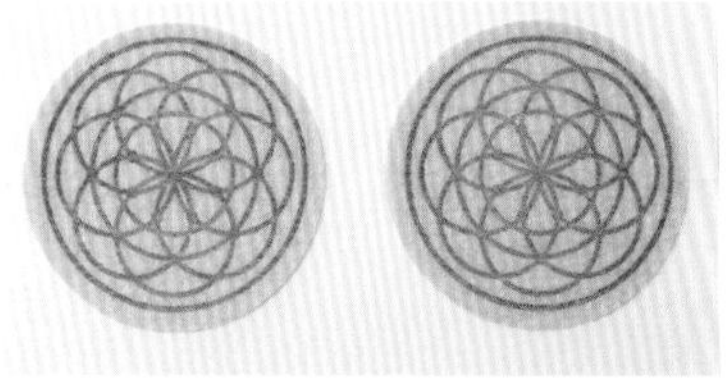

カムナセラミックシール　2枚

ブラックアイナノは、「生体電流の乱れを引き起こす有害電磁波を取り除く」というコンセプトのもと、２００３年より研究・開発をスタート。特許を取得し、一般医療機器の認可を受けました。電磁波障害の患者さんにも使用しています。電磁波ノイズを打ち消し、生体電気の流れをスムーズにする働きがあります。体の気になる部分や電磁波を発している電気製品に貼るなどして使ってください。（※電気製品は２個以上推奨）

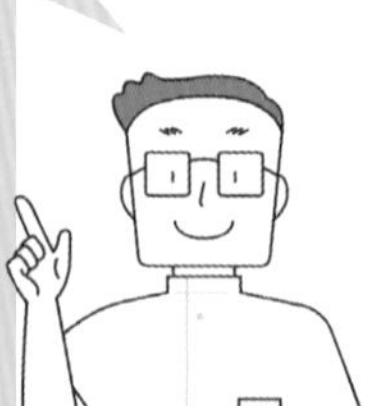

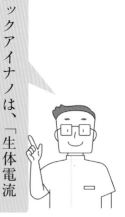

驚きのヒミツ1

電磁波障害の犯人・ノイズを減らす

2つの銅製コイルを、電磁波を吸収するナノチタンでコーティングした「ブラックアイナノ」。電流とその周りにできる磁場との関係を表す「アンペールの法則」をヒントに、時計まわりと反時計まわりの2種類の銅製コイルが重なり合った構造をしています。そのため、それぞれのコイルに電気が流れると、ノイズ（雑音）だけが消え、体によい影響を及ぼすクスリ電気だけが残ります。

【ブラックアイナノのがノイズを軽減する仕組み】

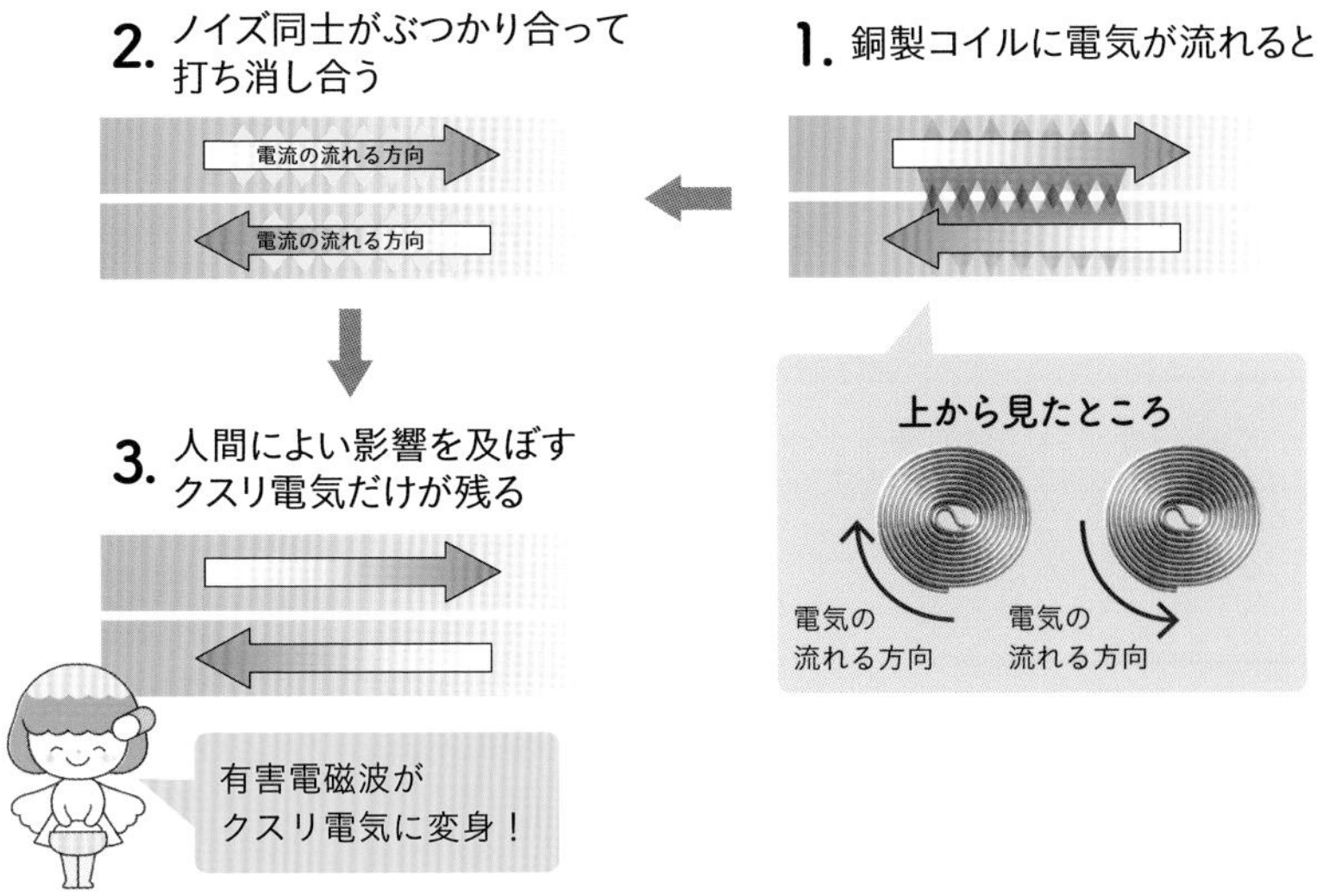
有害電磁波がクスリ電気に変身！

驚きのヒミツ2

プラスイオンを減らし、マイナスイオンを増やす

コンセントにブラックアイ(※)を貼った室内のマイナスイオンの変化を測定。グラフの通り、マイナスイオンが増え、プラスイオンが減ったことがわかります。

ブラックアイをコンセントに貼ると、かゆみが軽減、咳やたんが出なくなる、気管支喘息の症状が軽くなる、よく眠れる、体が軽いなど効果を実感する人が多くいます。今ではブラックアイをコンセントに貼ることは電磁波対策の基本として皆さんに行ってもらっています。

(※ブラックアイはブラックアイナノの前身)

【コンセントに貼って室内イオン濃度の変化を実験】

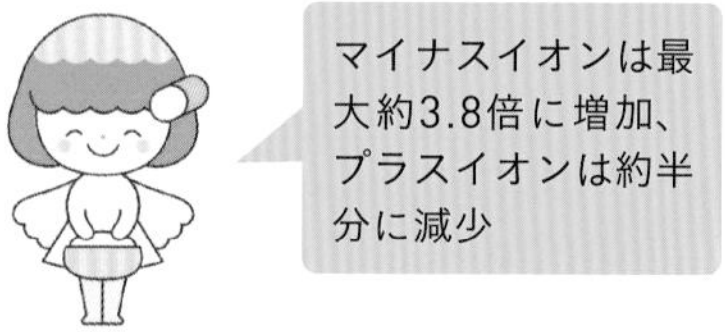

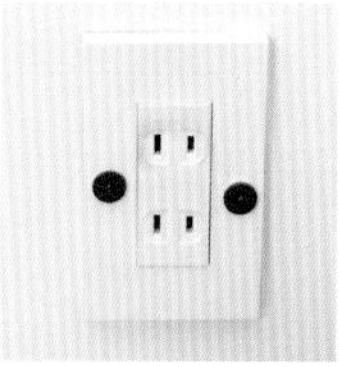

コンセントにブラックアイを2個貼って計測

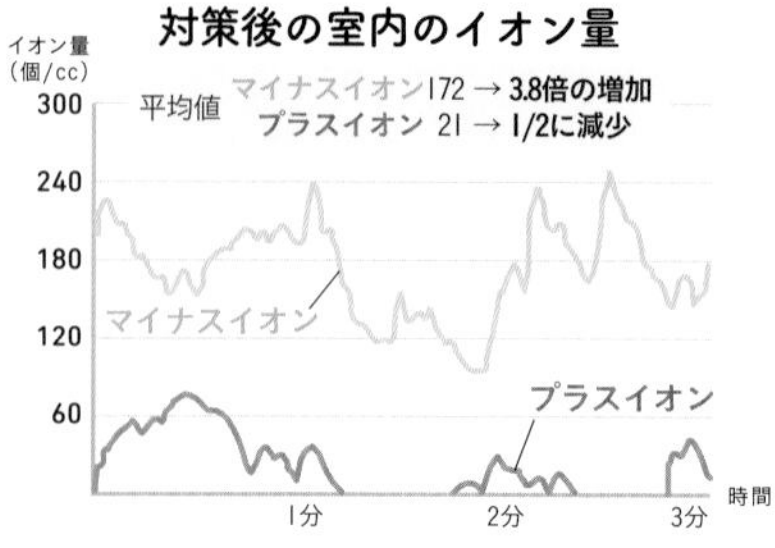

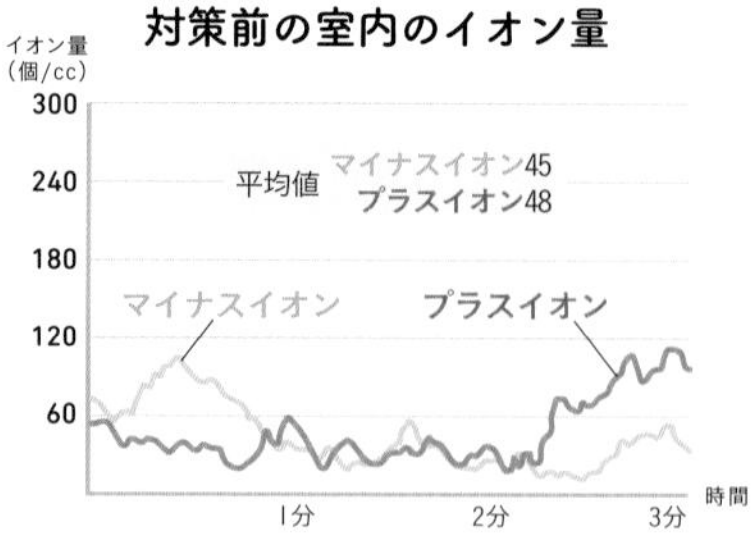

驚きのヒミツ3

押圧効果と遠赤外線効果

ブラックアイナノ本体の突起による押圧効果で、筋肉のコリをほぐし、痛みを改善します。また、銅コイルとセラミック炭との相乗効果で優れた遠赤外線を放射、血行を促進します。ブラックアイナノの前身、ブラックアイを人の肌に貼り付けた実験では、平均温度と皮膚表面温度が上昇していることがわかります。

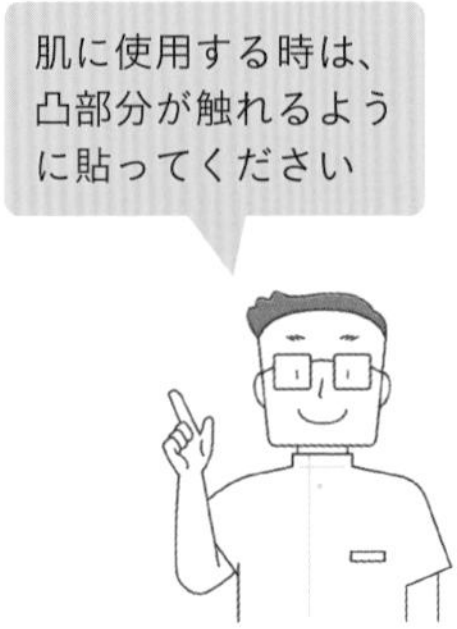
肌に使用する時は、
凸部分が触れるように貼ってください

【使用前後の皮膚表面温度】

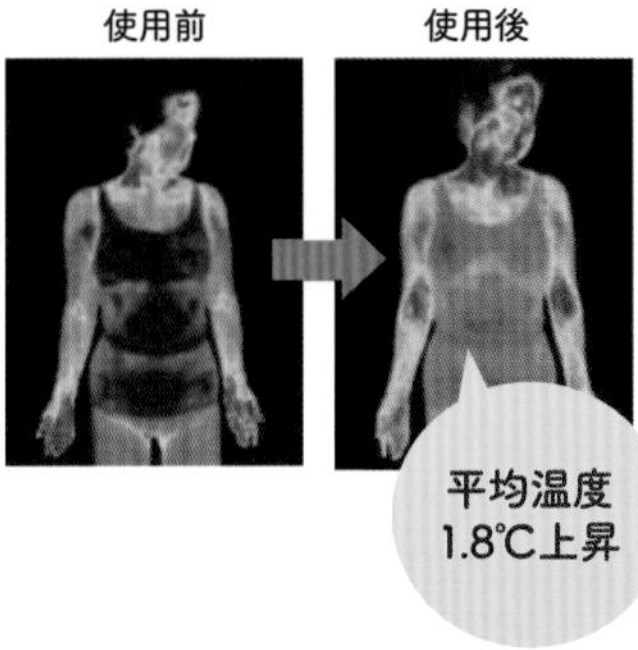

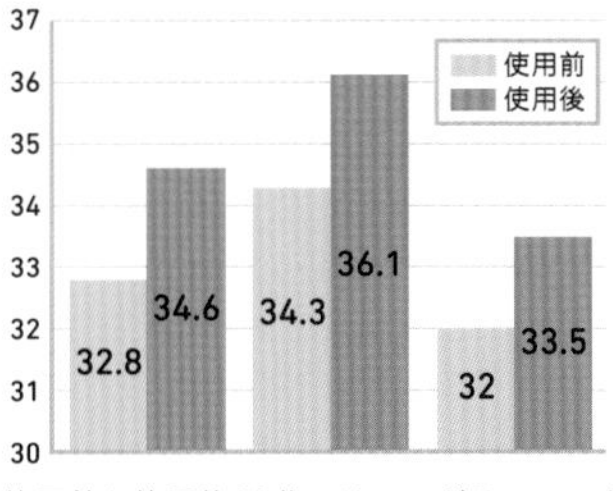

使用前と使用後20分のサーモグラフィによる皮膚表面温度の変化を測定（遠赤外線応用協会調べ）

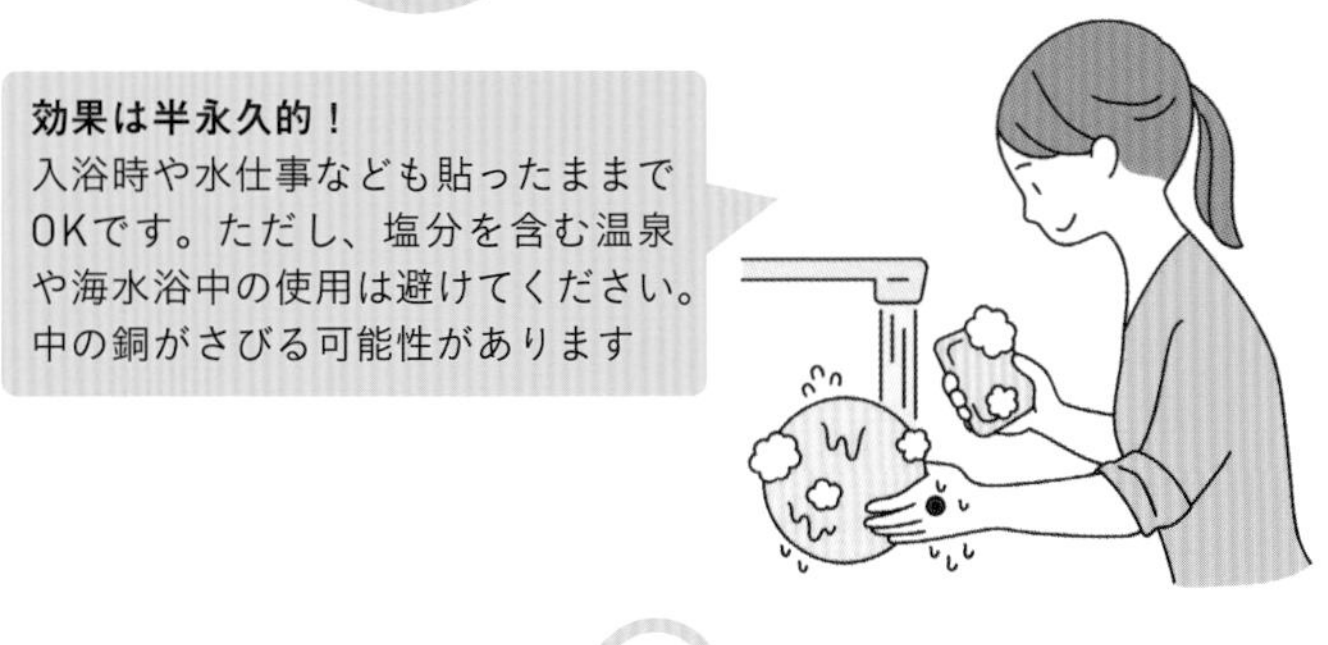
効果は半永久的！
入浴時や水仕事なども貼ったままでOKです。ただし、塩分を含む温泉や海水浴中の使用は避けてください。中の銅がさびる可能性があります

電磁波ケアデビューにぴったり！

【特別グッズ】ブラックアイナノ＆カムナシールの使い方

1. ブラックアイナノを頭や体に貼る

気になる部分の体のツボに貼ることで筋肉のコリをほぐし、痛みを改善、生体電気の流れをスムーズに整えます。専用のテープのほか、サージカルテープや絆創膏など身体用テープを使用してください。押圧効果があるため突起面を肌側にして貼るのがおすすめですが、痛みを感じる場合は平らな面を肌側にしても効果に変わりはありません。

両面をチェック

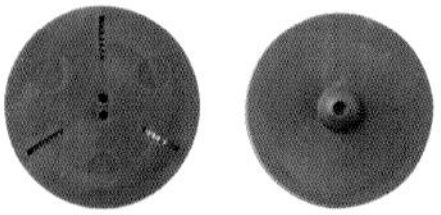

平面　突起面

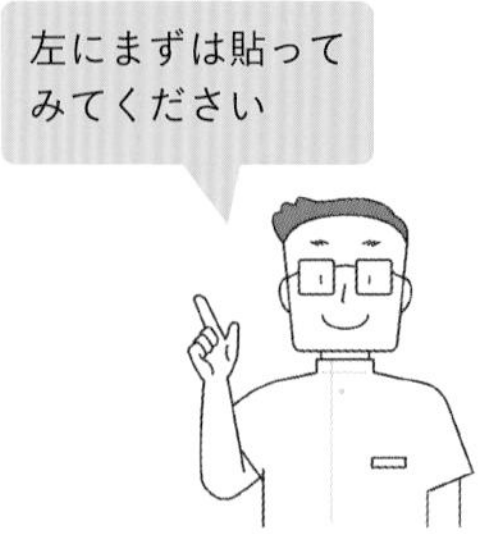
左にまずは貼ってみてください

【貼り方】

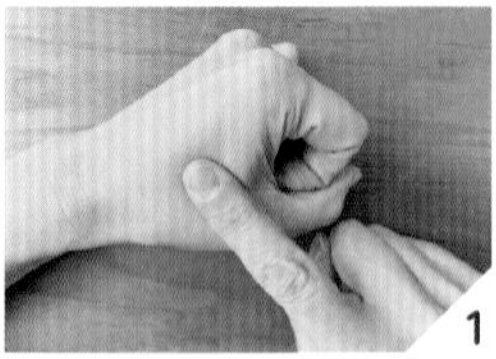
1
指で押して気になる場所を確認し、貼る部位の汗や脂分をふき取る

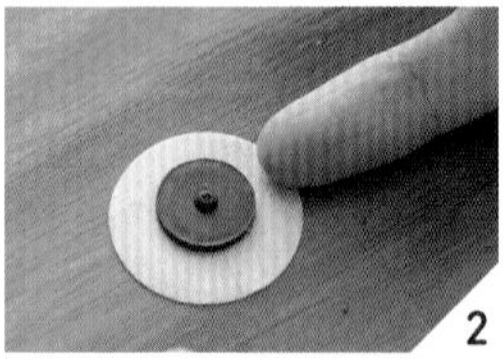
2
ブラックアイナノの平らな面をシールにセットする

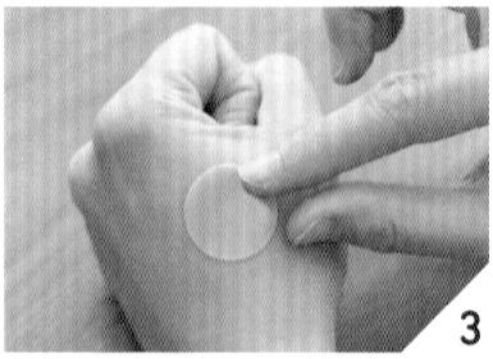
3
体の不調な部分や気になる箇所に貼る

【ブラックアイナノを貼る場所】

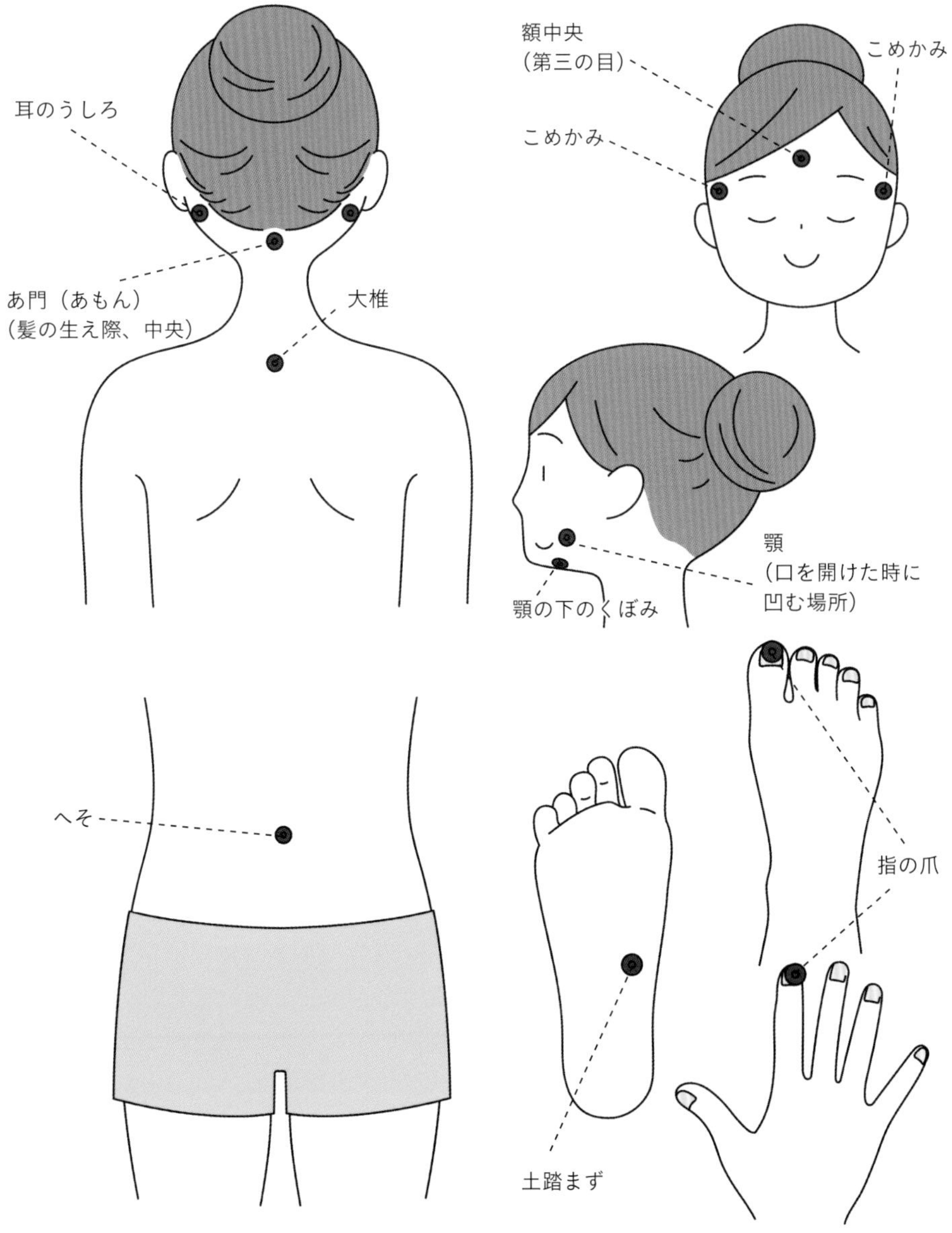

2. ブラックアイナノを電気製品に貼る

電気製品、電気コンセントに貼ると電磁波対策チップとして使えることが多くの使用例、クチコミから明らかになりました。2個以上を使用し、体の近くで使用するものや長時間触れるものから優先的に対策するのがおすすめです。

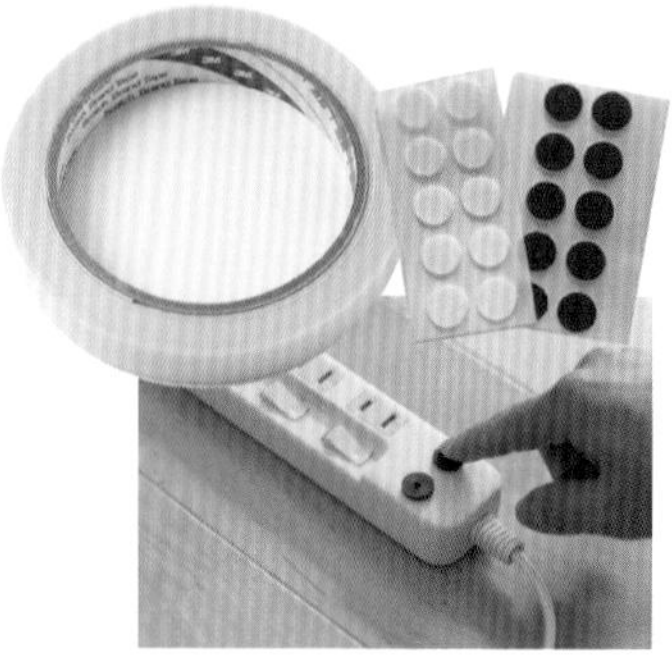
突起面を外側に！
クッションタイプの両面テープで貼りましょう

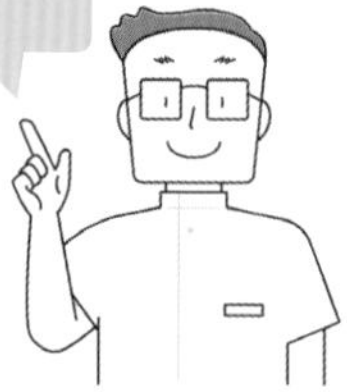
マスキングテープで覆うように貼ってもOK

【貼る場所はココ！】
※2個以上の貼付を推奨

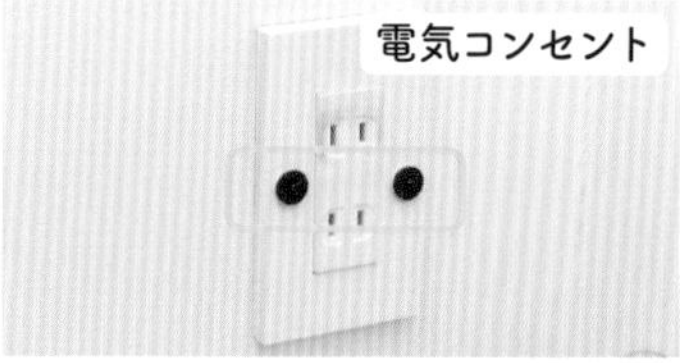
電気コンセント
真ん中の両端

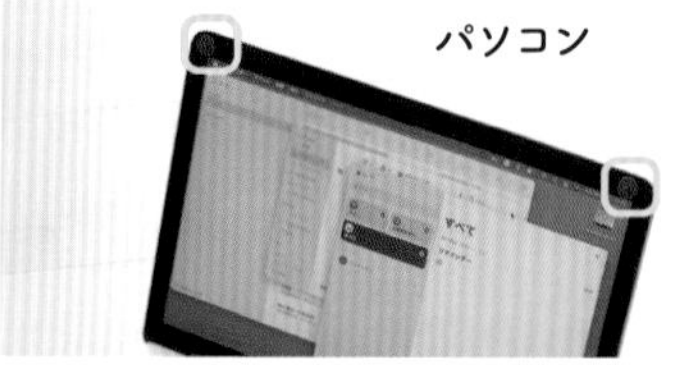
パソコン
モニターの両端

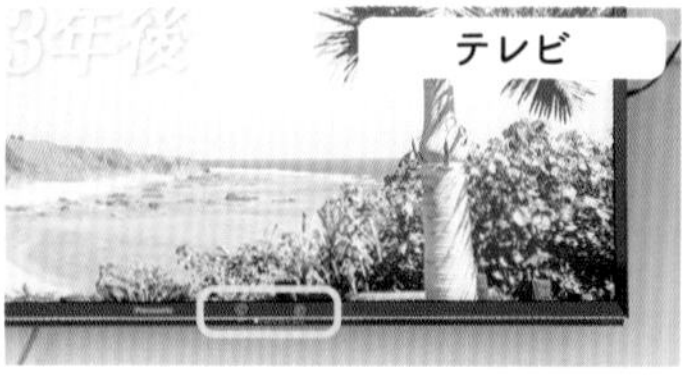
テレビ
電源スイッチあるいは、電源ランプ付近

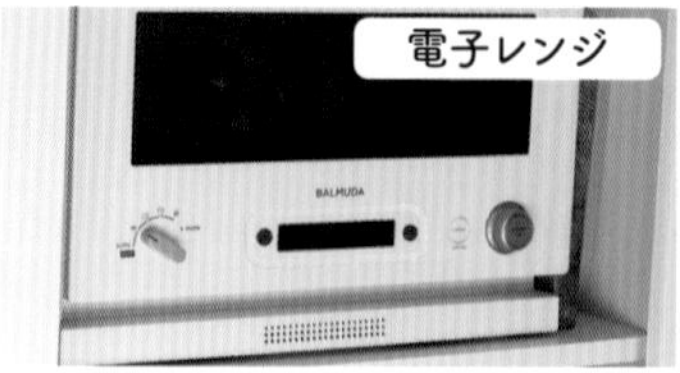
電子レンジ
BALMUDA
モニター付近あるいはスイッチの近く

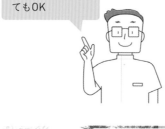

3. カムナセラミックシールを小物や体に貼る

クスリ絵「カムナ」模様のセラッミクシール。人間が生きていくうえで欠かせないソマチット（超微小生命体）をテラヘルツパワーで活性化させたパウダーを使い、対電磁波作用を強めるフラーレン加工されたセラミックをシール表面にプリントしました。電磁波を吸収し、生体エネルギーや遠赤外線を発します。身の回りのものや体に貼って使いましょう。

【使い方1】

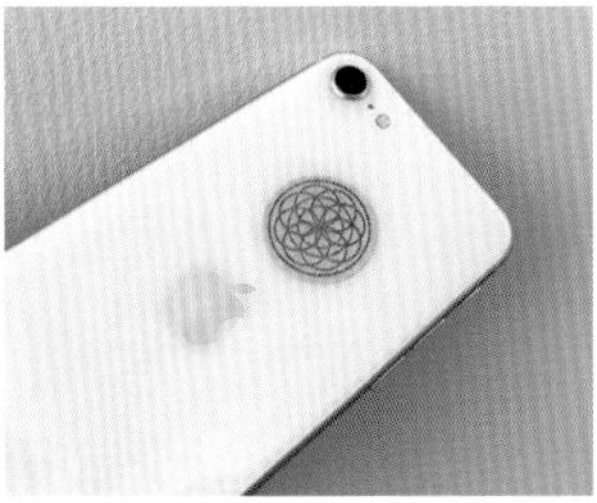

スマートフォンや小物に貼る

【使い方 2】

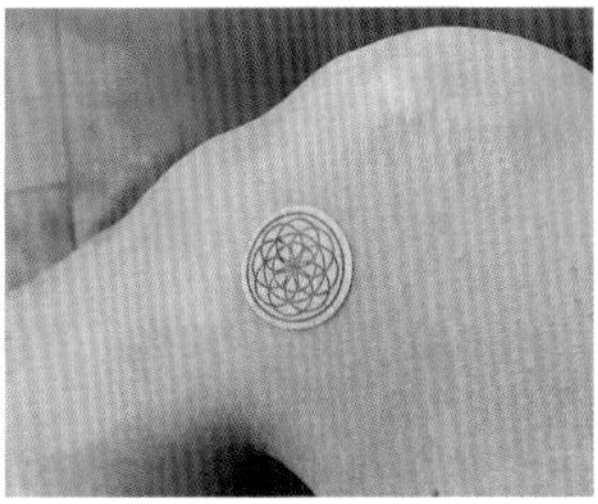

シール単体で身体の気になる部分に貼る

【使い方 3】

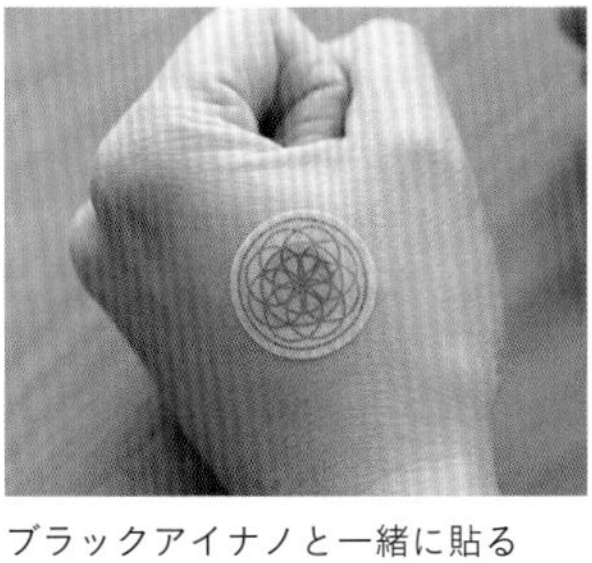

ブラックアイナノと一緒に貼る

電磁波ノイズを
吸収する特殊な
インクでプリント

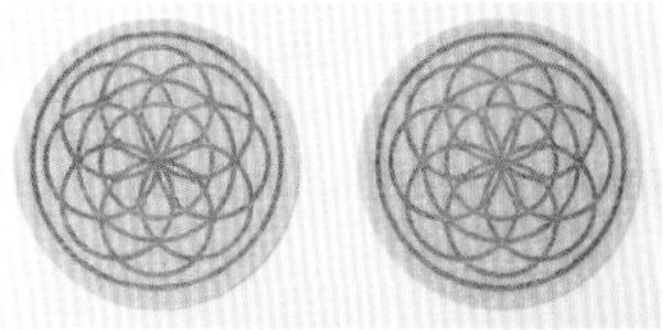

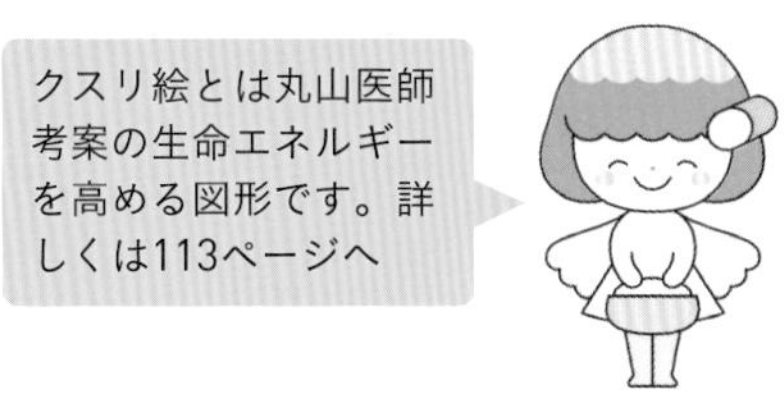
クスリ絵とは丸山医師考案の生命エネルギーを高める図形です。詳しくは113ページへ

ブラックアイナノ使用法 Q&A

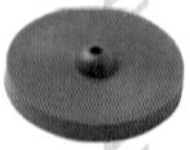

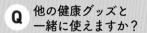

Q 他の健康グッズと一緒に使えますか？

A 問題ありません

治療器などと使う場合は、医師や専門家に相談してください。

Q 長時間貼っても大丈夫ですか？

A 24 時間を目安に

かゆみなどがない場合、連続して使えます。まずは24時間を目安に使用してください。

Q 子どもも使えますか？

A 使えます

誤飲しないよう、十分注意をして使用してください。なお、乳幼児や妊婦さんが使う時は、体に直接貼るのではなく、電気コンセントに貼って使用してください。

Q 敏感肌ですが使えますか？

A 服の上に貼ってください

肌がかぶれやすい場合、下着などの上から貼っても効果を感じることができます。厚手のものはおすすめしません。

Q 何個貼るのがおすすめですか？

A いくつでも OK

体の調子を見て、まずは気になる部位に1個から使用してください。その後、様子を見ながら徐々に増やしてください。

ブラックアイナノを実際に使用した電磁波過敏症の患者さんにも大好評！

ひどかった頭痛がかなり軽減されました。今までの痛みが10としたら、2〜3くらい。

体に貼ったら痛みが消えるし、電気のビリビリした感じも放電されて楽に！　コンセントに貼ったら部屋の空気が変わりました。その部屋にいる人の体調がよくなり、咳が止まり、性格までよくなりました。

息子の耳に貼ると風邪気味だったのが治り、ヘルニアを患っている夫の腰に貼ると、病院の先生がビックリするくらい腫れが引きました。

たまたま思いついて第一関節の変形（へバーデン結節）に貼ったところ、ひと晩で劇的変化が！

片頭痛持ちの私は月に1度必ず発作が起きます。前駆症状で目にキラキラしたものが浮かんだ後（閃輝暗点）頭痛がするのですが、耳の後ろに貼って3日目、閃輝暗点がありませんでした。

しょっちゅう、謎の水ぶくれが手の指にできては潰れ、またできる…を繰り返していて困っていたのですが、ブラックアイナノを使用して以来発症しない記録更新中です。

股関節痛の痛みがとれるといいなあと思い、使用。完全に痛みは取れませんが、痛み止めを完全にやめられそうなくらい緩和されています。不思議です。

何なんだろう、これ。30年苦しんでいるアトピー性皮膚炎の皮膚がしっとりしています。

食いしばりのある顎関節に貼って寝たところ、翌朝あごの緩みを感じ、嬉しくなりました。

膝の痛むところに貼ったところ、買物の袋を提げているにもかかわらず、すごいスピードで歩いていました！

パソコン作業時の目の疲れ方が緩やかで、使用初日からちょっとびっくり。本物に出会えた気がします。

寝室に貼った初日、しばらくすると空気が変わった！と感じ、その夜は熟睡できたことをハッキリと実感。こんな小さなモノが、すごいなぁと、ただただビックリ。

コンセントに貼ったら父親の酷い咳がピタッと治まり、マウスに貼ったら、操作中に手がピリピリして痛かったのが出なくなりました。

第5回『ブラックアイナノを耳に貼ると…』

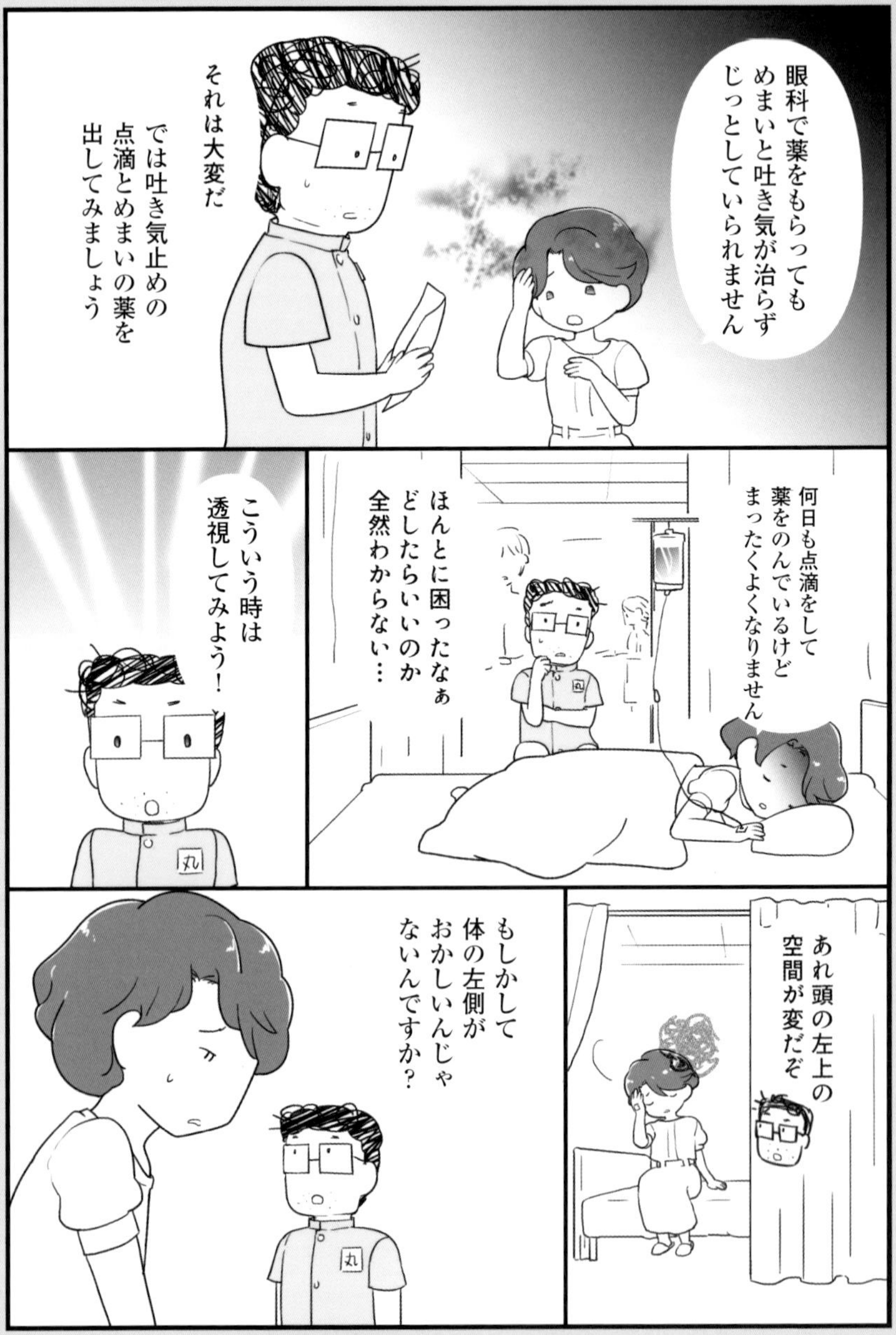

眼科で薬をもらっても
めまいと吐き気が治らず
じっとしていられません
それは大変だ
では吐き気止めの
点滴とめまいの薬を
出してみましょう
何日も点滴をして
薬をのんでいるけど
まったくよくなりません
ほんとに困ったなぁ
どしたらいいのか
全然わからない…
こういう時は
透視してみよう！
あれ頭の左上の
空間が変だぞ
もしかして
体の左側が
おかしいんじゃ
ないんですか？

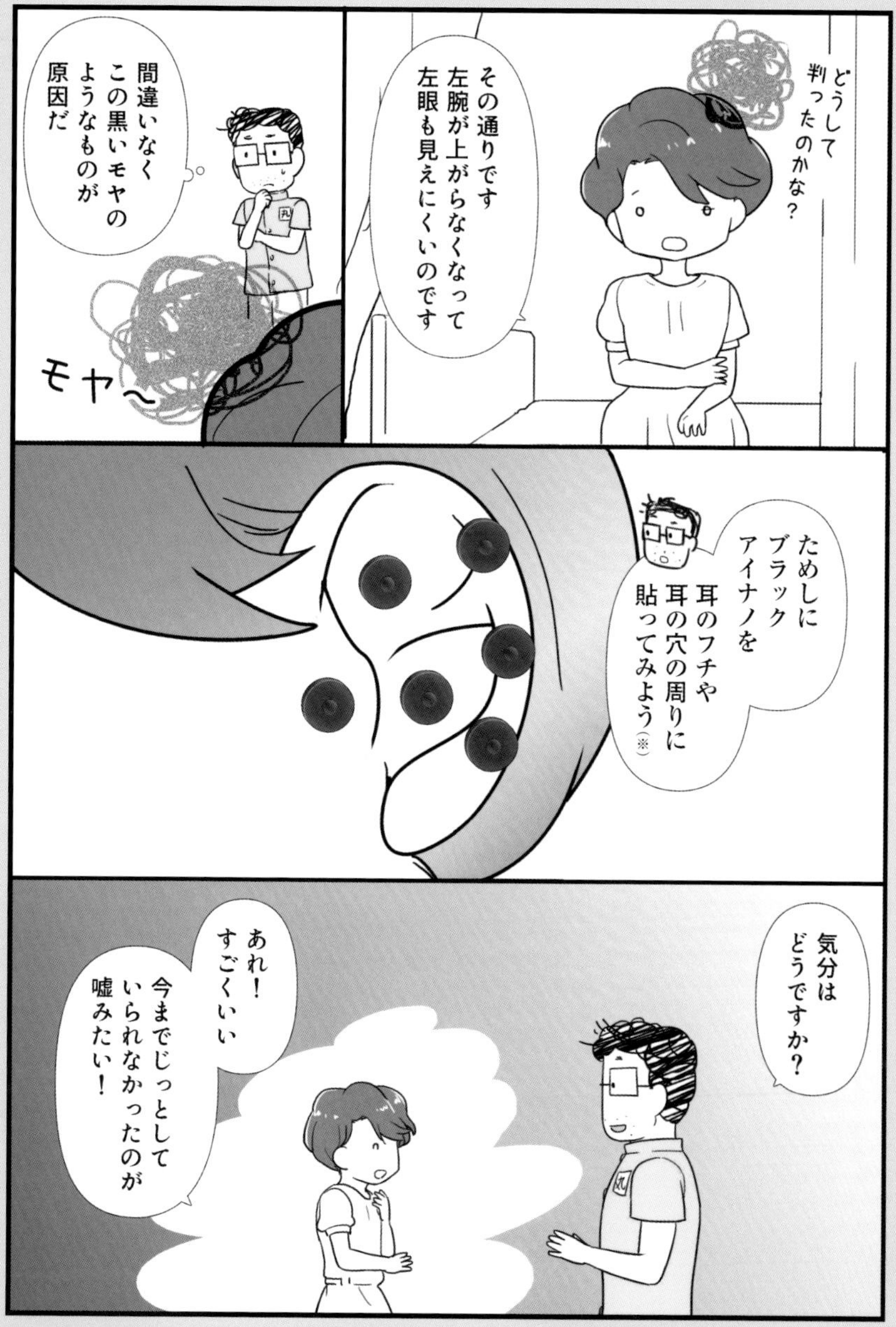
どうして判ったのかな？
その通りです
左腕が上がらなくなって
左眼も見えにくいのです
間違いなく
この黒いモヤの
ようなものが
原因だ
モヤ〜
ためしに
ブラック
アイナノを
耳のフチや
耳の穴の周りに
貼ってみよう(※)
気分は
どうですか？
あれ！
すごくいい
今までじっとして
いられなかったのが
嘘みたい！

※１カ所から使用できます。

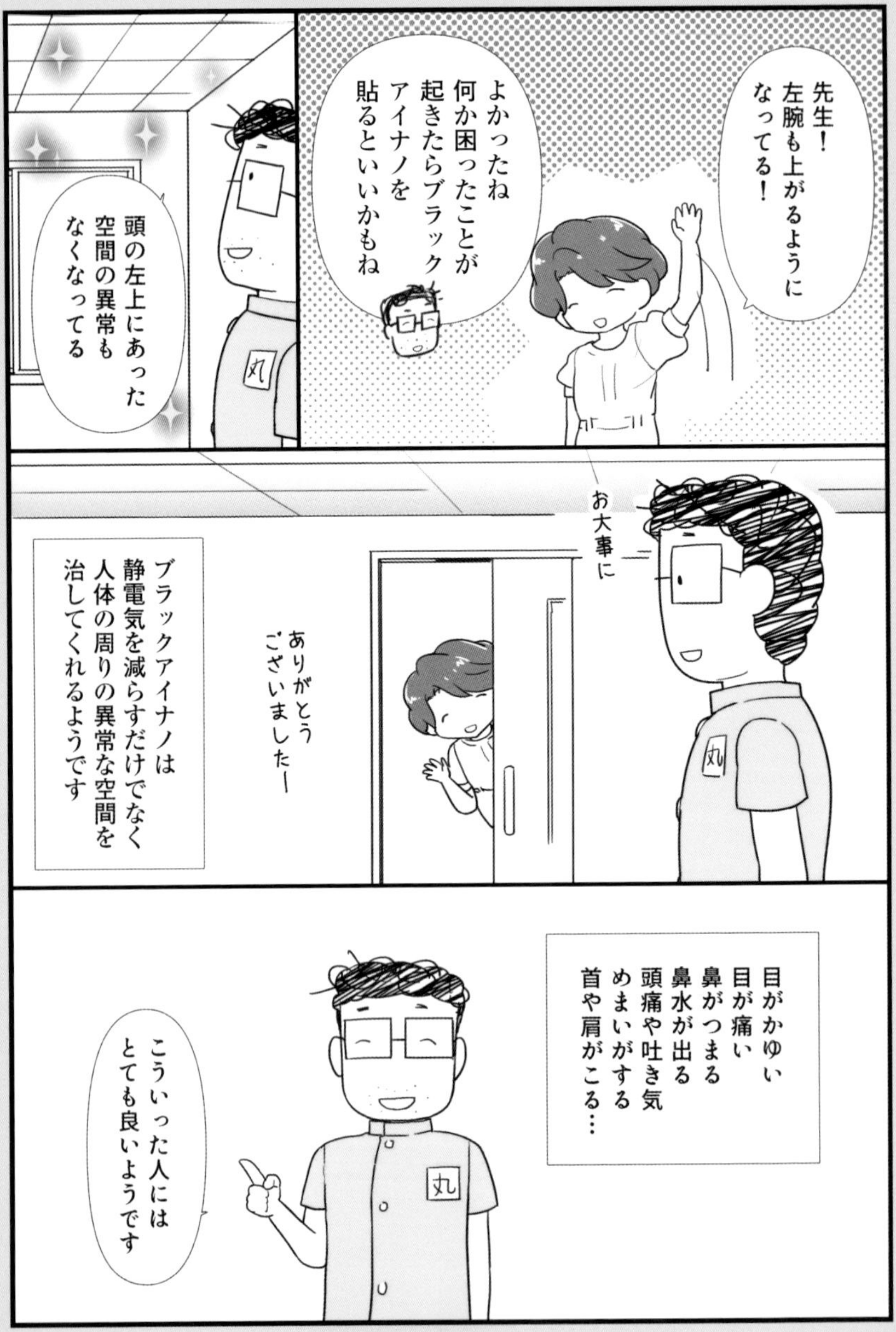
先生！左腕も上がるようになってる！
よかったね 何か困ったことが起きたらブラックアイナノを貼るといいかもね
頭の左上にあった空間の異常もなくなってる
お大事に
ありがとうございました～
ブラックアイナノは静電気を減らすだけでなく人体の周りの異常な空間を治してくれるようです
目がかゆい 目が痛い 鼻がつまる 鼻水が出る 頭痛や吐き気 めまいがする 首や肩がこる…
こういった人にはとても良いようです

PART 6

10大電磁波障害に効くクスリ絵を使ってみよう

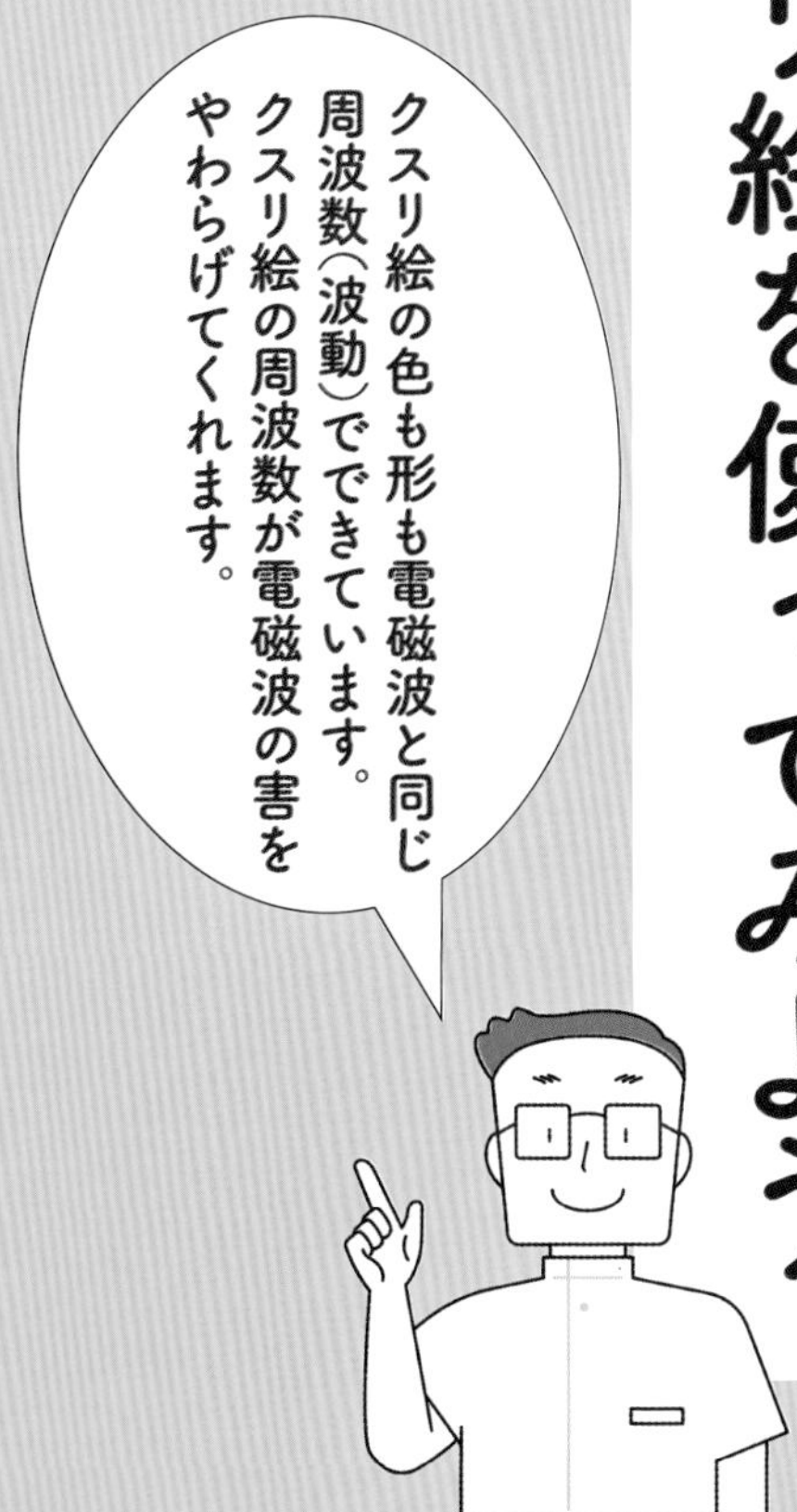
クスリ絵の色も形も電磁波と同じ
周波数（波動）でできています。
クスリ絵の周波数が電磁波の害を
やわらげてくれます。

ブラックアイナノと使うと相乗効果が！

電磁波ケアが叶う 10のクスリ絵

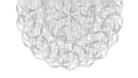

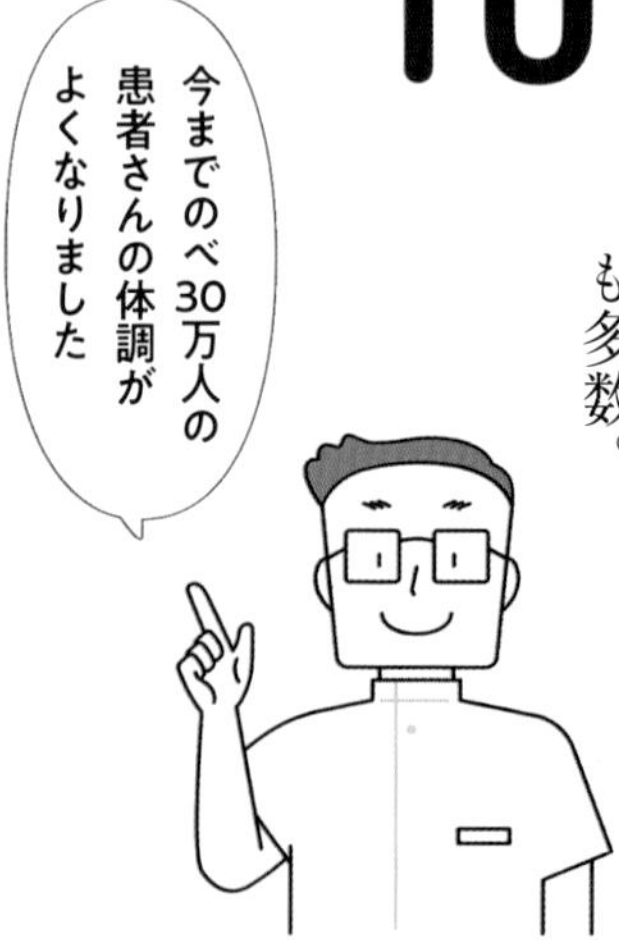
今までのべ30万人の患者さんの体調がよくなりました

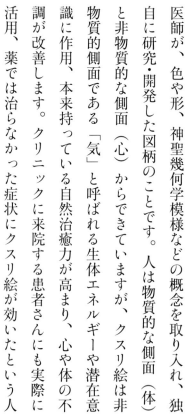

見るだけで体の不調が改善するクスリ絵って？

できるだけ薬を使わない治療法をモットーとしている丸山医師が、色や形、神聖幾何学模様などの概念を取り入れ、独自に研究・開発した図柄のことです。人は物質的な側面（体）と非物質的な側面（心）からできていますが、クスリ絵は非物質的側面である「気」と呼ばれる生体エネルギーや潜在意識に作用、本来持っている自然治癒力が高まり、心や体の不調が改善します。クリニックに来院する患者さんにも実際に活用、薬では治らなかった症状にクスリ絵が効いたという人も多数。

クスリ絵の使い方は？

症状に合うクスリ絵を選んで、眺めたり、手で触れたりするだけ。痛む箇所に図柄を外側に向けてテープで貼ったり、枕の下に敷いて寝るのもおすすめです。本書に付いているブラックアイナノと併用すると、効果が倍増します。

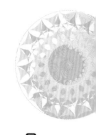

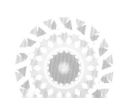

1万種類のクスリ絵の中から電磁波不調に効く10種を厳選！

症状1　目がチカチカ、肌がピリピリ、イライラ
P116 クスリ絵　カラメル

症状2　疲れ目、白内障、網膜剥離
P117 クスリ絵　ラバイ

症状3　耳鳴り、頭痛、めまい、吐き気
P118 クスリ絵　エクステンド

症状4　動悸や息切れ、不整脈
P119 クスリ絵　ハトフル

症状5　うつ、不眠、集中力の低下
P120 クスリ絵　ブーンブーン

症状6　倦怠感、つかれ、だるさ
P121 クスリ絵　プライム360度

症状7　手足のしびれやだるさ
P122 クスリ絵　ディフェンス

症状8　めまい
P123 クスリ絵　ジョウヘキ

症状9　頭痛
P124 クスリ絵　スノーホワイト

症状10　首のしびれ・痛み
P125 クスリ絵　しめなわ

実際に治療でも使用！ 使った人のうち8割が効果を実感！

枕の下にクスリ絵を入れて寝たら、目の疲れが取れて、すっきりしています。

持病が治らず、もう手術しかないとあきらめていましたが、クスリ絵に出会ってすぐに、痛みもなく治りました。本当に不思議でなりません。

入院していた叔父の症状が安定して退院。私自身も仕事や人間関係がうまくいったりと不思議なことばかり!!

70代後半の母が、急に軽い咳ばらいをしはじめ、止まりません。クスリ絵を胸に貼り付けると30分以内に止まり、それ以降まったく症状が出ませんでした。

じっと見ていると絵が浮き出るように見えて熱を感じます。その後は頭がクリアに。

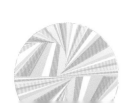

症状1：電磁波スモッグ

（イライラ、目がチカチカする、肌がピリピリする）

カラメル

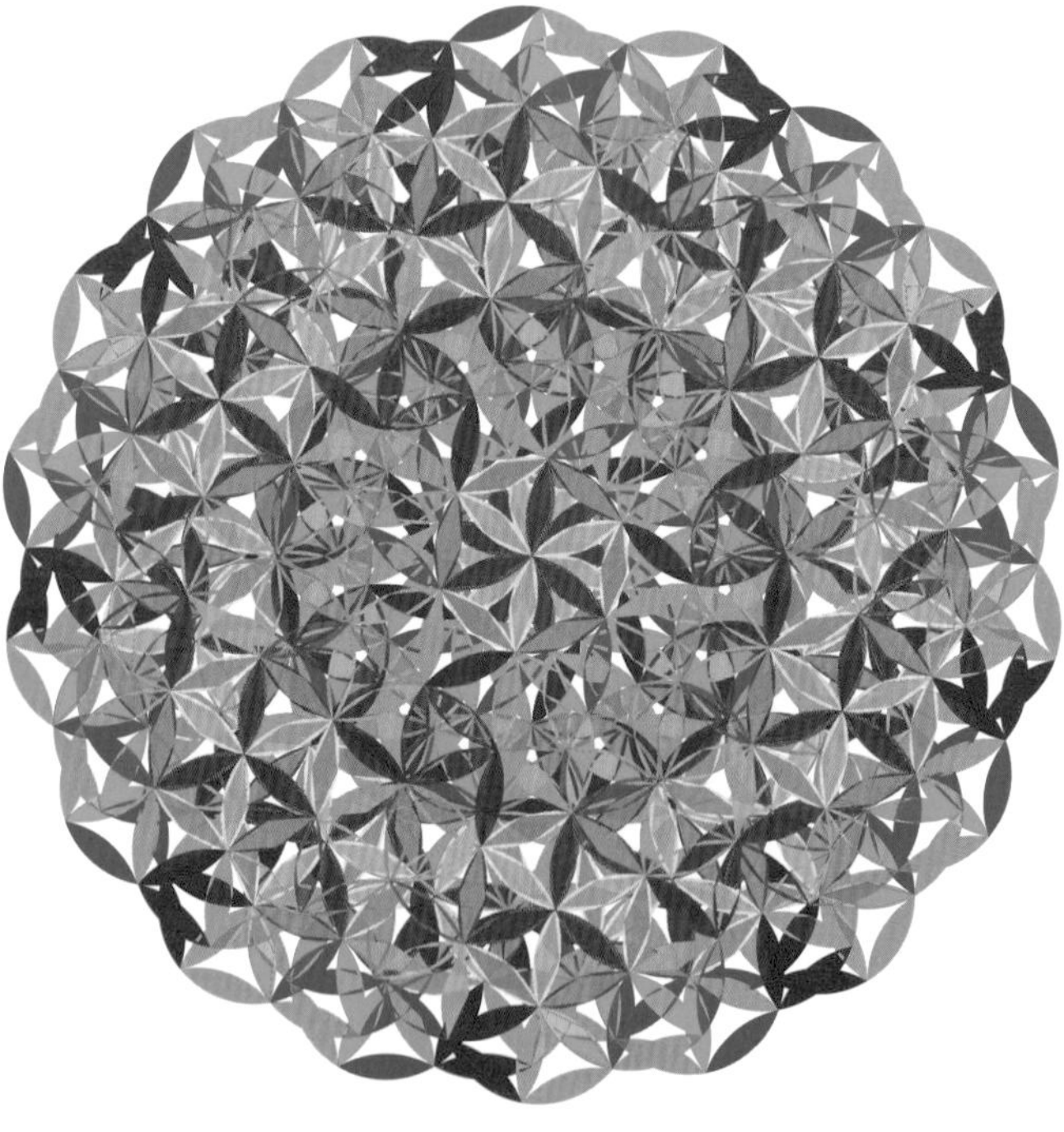

頭の周りにモヤがかかったようになる電磁波スモッグによるイラつきのほか、目がチカチカしたり、ピカピカと光が見える、肌がピリピリするなどの症状を抑えます。

症状2：疲れ目、白内障、網膜剥離

ラバイ

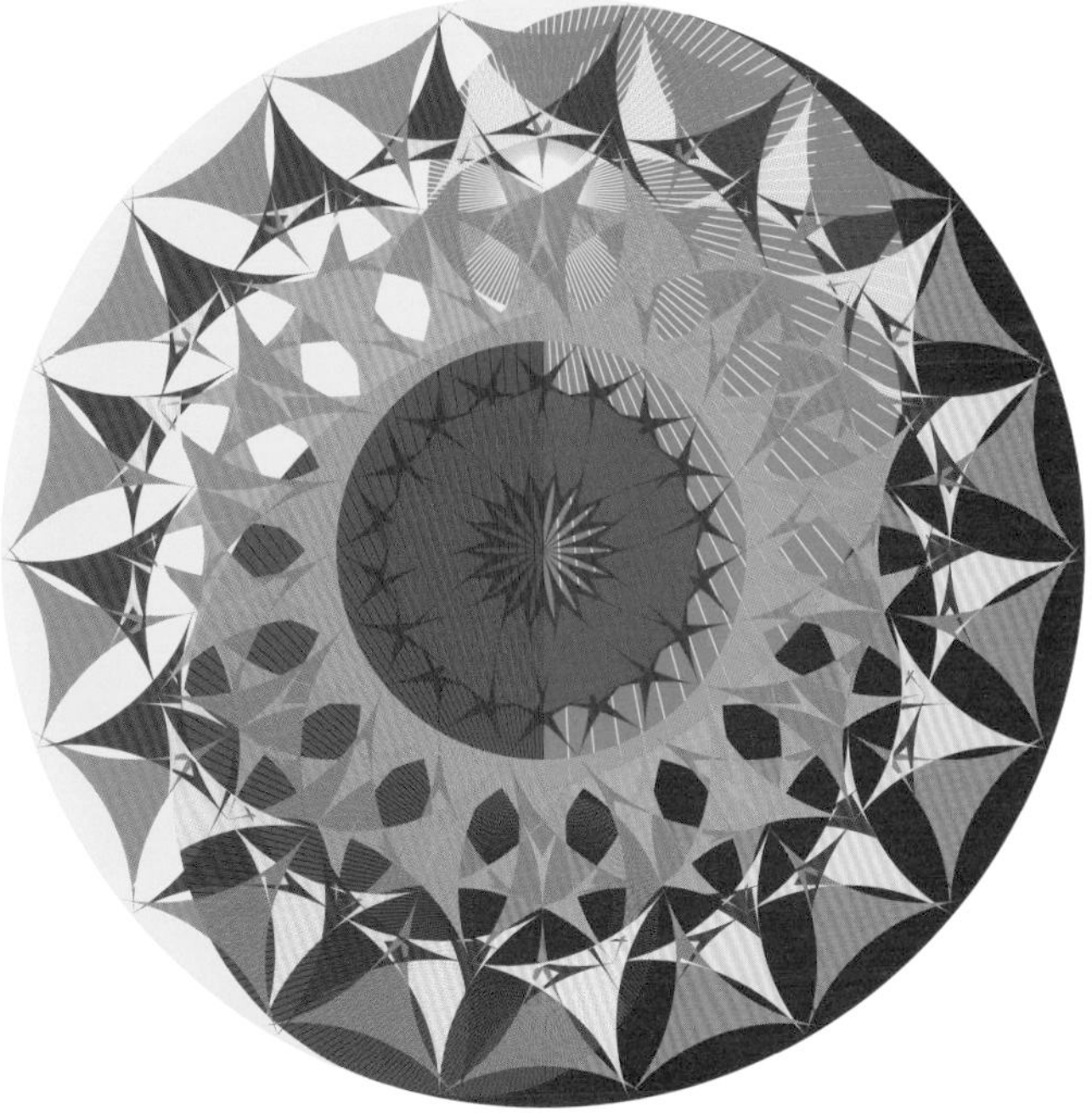

長時間のパソコンやスマホ使用により、目が疲れている方へ。電磁波によって水晶体がにごり白内障になるリスクや網膜に静電気がたまり網膜剥離を起こすリスクから守ります。

症状3：耳鳴り、頭痛、めまい、吐き気

エクステンド

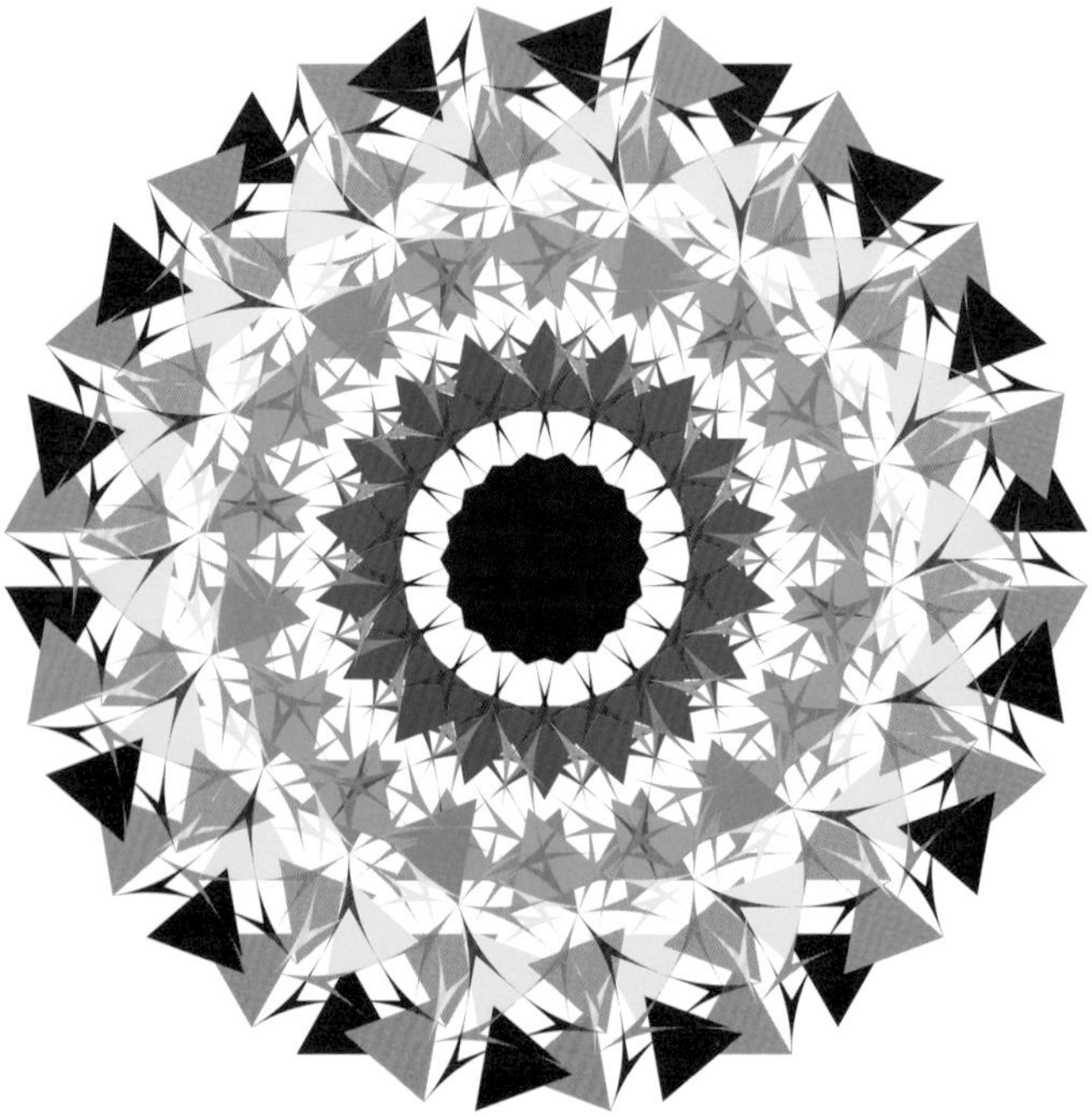

電磁波が耳に影響し、キーンという耳鳴りがする時に。原因不明の耳の病気、電磁波が耳に作用して起きる頭痛や頭重、めまい、吐き気にもおすすめです。

症状4：動悸や息切れ、不整脈

ハトフル

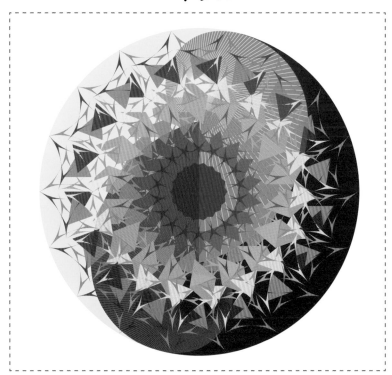

生体電気で動くため、電磁波によるダメージを受けやすい臓器・心臓。動悸や胸痛、不整脈、左上半身の痛みに効果を発揮します。

症状5：うつ、不眠、集中力の低下

ブーンブーン

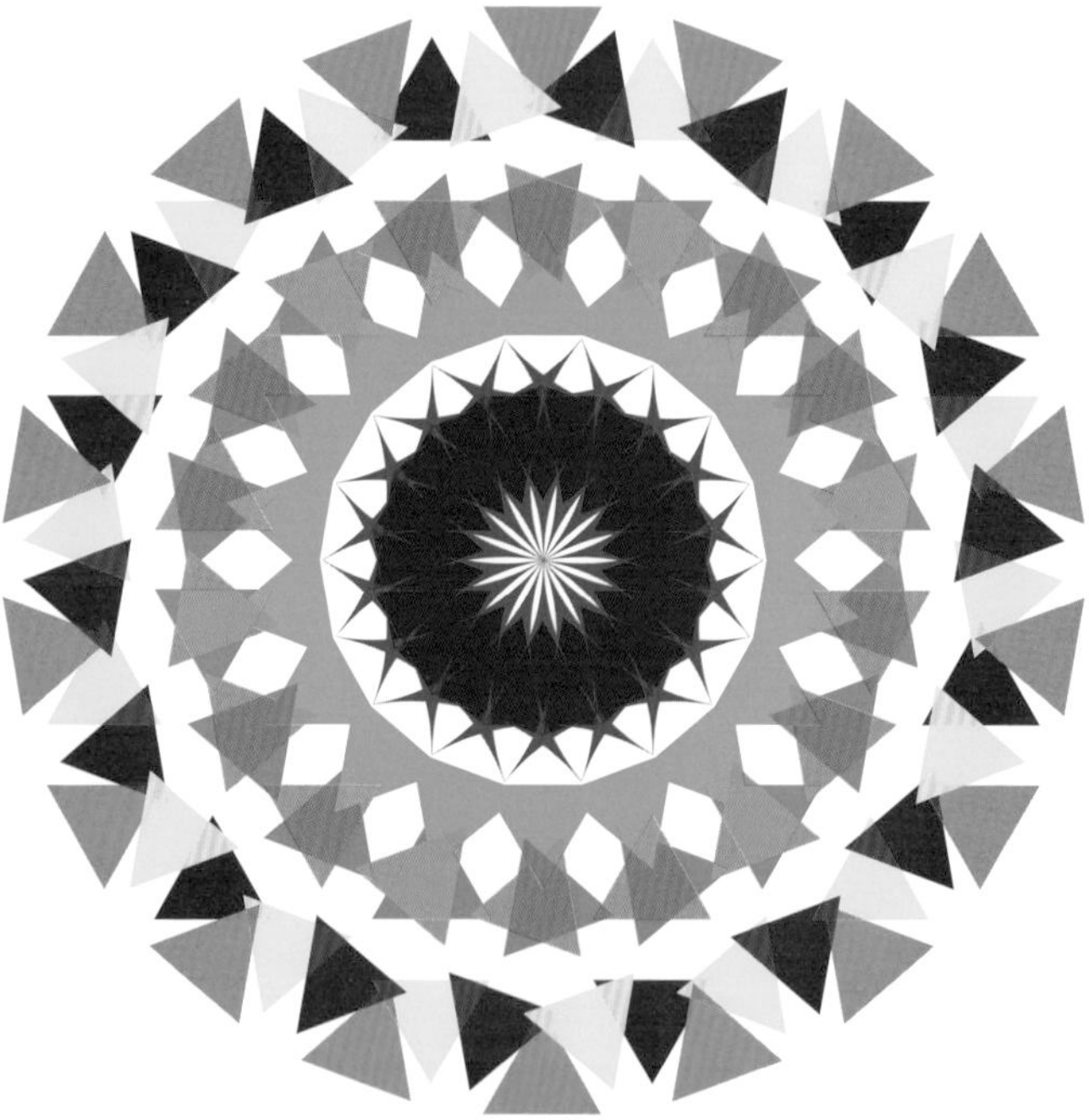

うつ、不眠、集中力の低下、やる気がなくなる、頭がフリーズする、頭の中が真っ白になり思考回路が停止するなど、電磁波によって精神がダメージを負った時に。

症状6：倦怠感、つかれ、だるさ

プライム360度

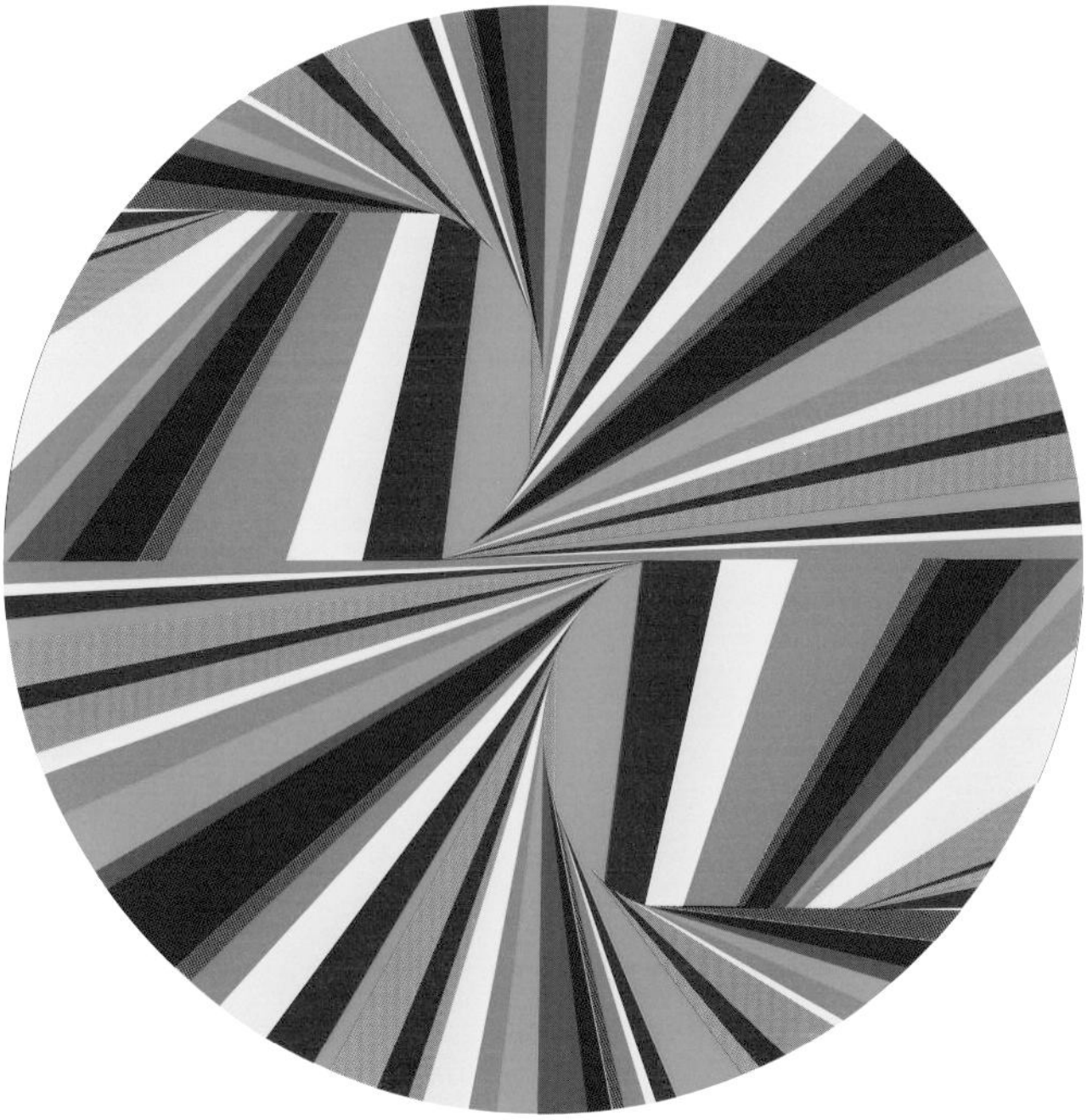

更年期障害の症状ような体のほてり、発汗、異常な冷えなどに。風邪をひいたようにだるく感じる時は、このクスリ絵を切り取って背中に貼ると楽になります。

症状7：手足のしびれやだるさ

ディフェンス

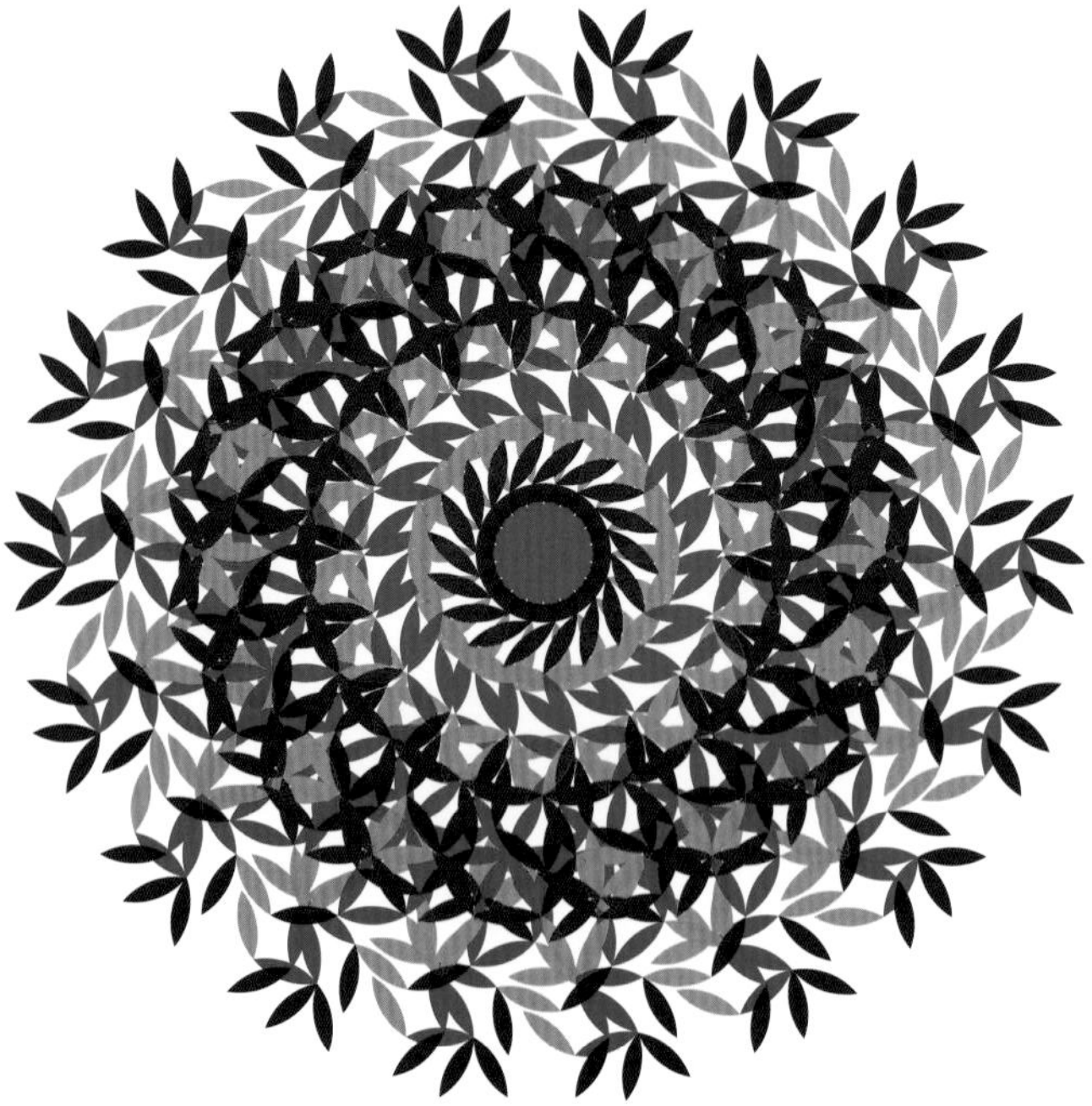

手足のしびれや手足が重だるくなるといった症状のほか、関節リウマチなどの自己免疫疾患やアレルギー症状を改善。首や背中、へそに当てると、より効果を発揮します。

症状8：めまい

ジョウヘキ

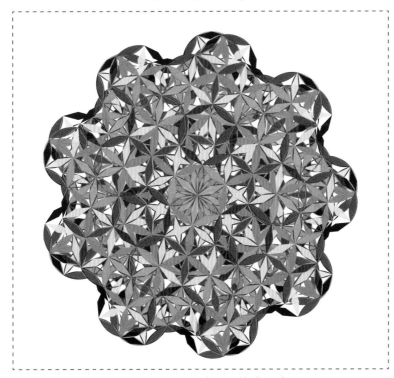

リンパの流れやせき髄液など体液の流れをスムーズにしてめまいを改善、体の酸化を防ぎます。胸の前や背中に貼ると、美と健康を維持しやすくなります。

症状9：頭痛

スノーホワイト

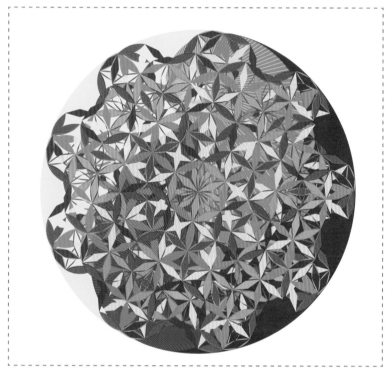

頭蓋骨内部の空洞や頭皮の下に電磁波の影響で静電気がたまると、頭痛が起きます。このクスリ絵はさまざまな周波数の電磁波から頭部を守り、頭痛を軽減します。

症状10：首のしびれ・痛み

しめなわ

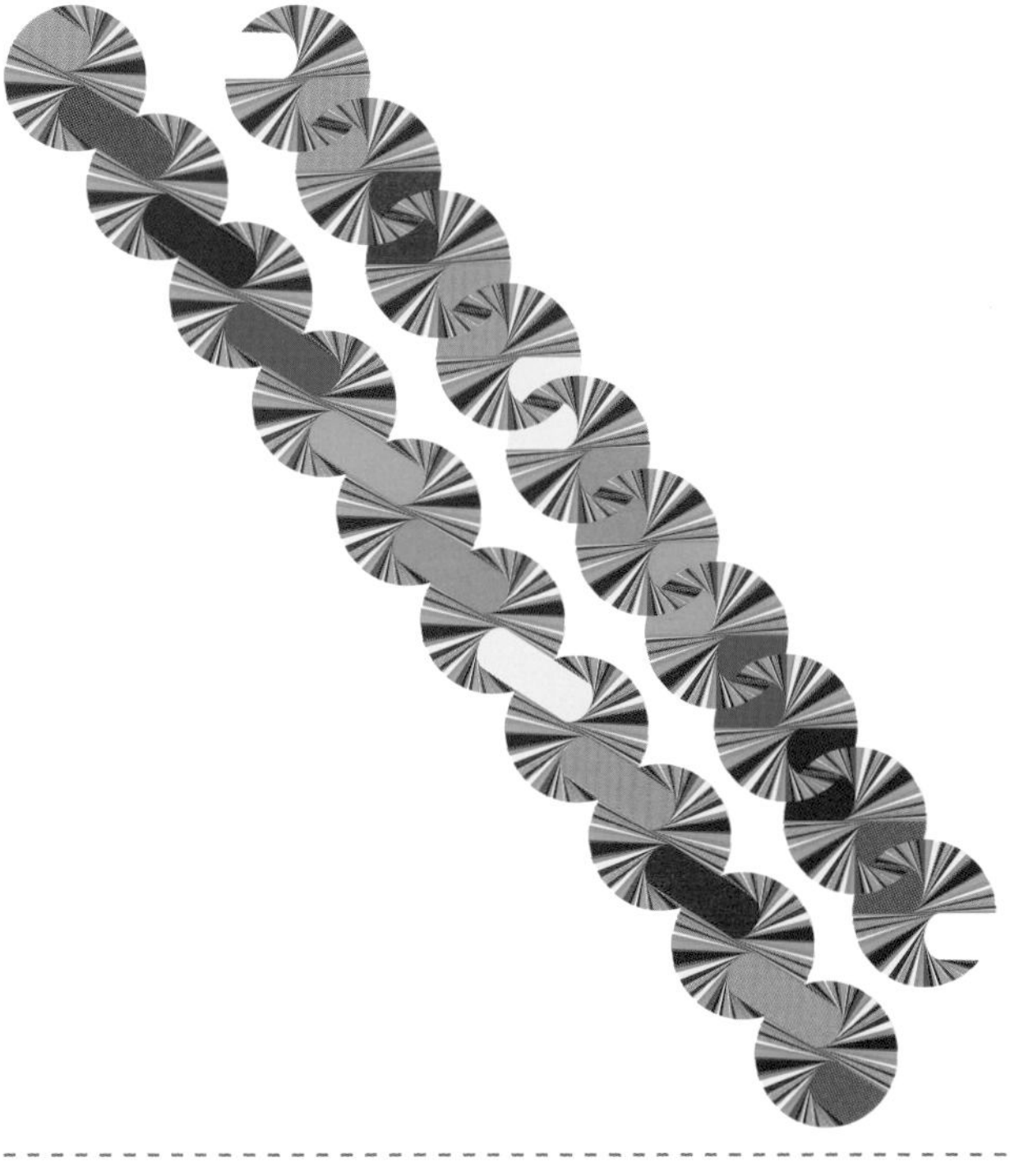

電磁波の影響を受け、首の上部（第一頸椎と第二頸椎）がゆがんで動かしにくい人に。首のゆがみを正し、痛みやしびれを取り除くほか、自律神経を整えます。

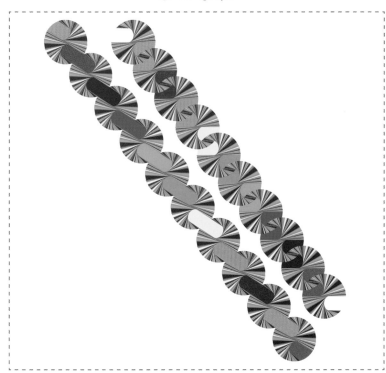

参考文献

ロバート・O・ベッカー（2022）『クロス・カレント』ヒカルランド
アンデシュ・ハンセン（2020）『スマホ脳』新潮社
家庭栄養研究会（2020）『知っておきたい　身近な電磁波被ばく』食べもの通信社
川本晃司（2022）『スマホ失明』かんき出版
川島隆太（2018）『スマホが学力を破壊する』集英社
荻野晃也（2007）『健康を脅かす電磁波』緑風出版
奥村歩（2017）『その「もの忘れ」はスマホ認知症だった』青春出版社
土田直樹（2005）『オールアース時代がやってくる』ホノカ社
植田武智　加藤やすこ（2012）『本当に怖い電磁波の話』金曜日
西谷雅史（2016）『血流は〝静電気デトックス〟でよみがえる』宝島社
吉永良正（1989）『電磁波が危ない』光文社

丸山修寛（まるやま・のぶひろ）

医学博士。医療法人社団丸山アレルギークリニック理事長。山形大学医学部卒業。東北大学病院第一内科で博士号を取得。東洋医学と西洋医学に加え、電磁波除去療法、波動や高次元医療、音叉療法に取り組み、さらには色や形の持つ力を研究し、見る・触れるだけで不調をケアできる“クスリ絵”を開発。これら独自の治療法は、多くのメディアに取り上げられている。1995年、一般診療の傍ら電磁波クリニックを立ち上げ、研究を開始。電磁波セミナーも定期的に行い、リアルな患者の症状や対策法を伝える活動を行っている。独自の理論に基づく電磁波対策グッズを開発。症状が改善した例が多数寄せられている。
主な著書に、『あなたの潜在能力が発火する最強のクスリ絵』（フォレスト出版）、『超古代の最先端医学 カタカムナの活用術』（ビオ・マガジン）他、「クスリ絵」シリーズは好評を博しベストセラーに。

クスリ絵の医師が教える
心と体の不調を改善する電磁波ケアブック

2023年３月31日　初版第１刷発行

著　者　丸山修寛

発行者　小宮英行

発行所　株式会社 徳間書店
〒141-8202　東京都品川区上大崎3-1-1 目黒セントラルスクエア
電話　【編集】03-5403-4350　【販売】049-293-5521
振替　00140-0-44392

印刷・製本　図書印刷株式会社

ISBN978-4-19-865606-5

本書特別収録グッズ

電磁波ケアグッズ

使用上の注意

ブラックアイナノ

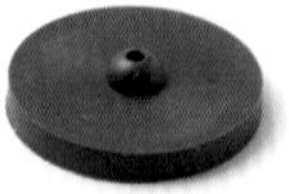

形状　直径：13㎜±10％
厚み：2.9㎜±10％

材質　銅コイル、
スチレン系熱可塑性エラストマー、
セラミック炭、酸化チタン

製造国　日本

カムナセラミックシール

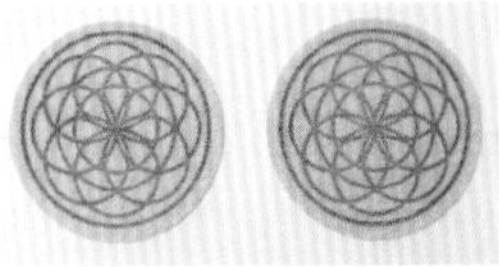

形状　直径25㎜

材質　テープ部：ポリウレタン、
特殊ナノセラミック
粘着部：アクリル系粘着剤
（アクリル酸エステル重合体）

製造国　日本

【警告】　小児及び監督を必要とする方の手の届かない場所に保管すること。
誤飲を防ぐために小児に使用しないこと。
本品の使用目的以外に使用しないこと。

【使用上の注意】

■医師の治療を受けている人や下記の人は医師と相談のうえご使用ください。
心臓に障害のある人
妊娠初期の不安定期または出産直後の人
糖尿病などによる高度な末梢循環障害による知覚障害のある人
皮膚に感染症及びまたは創傷のある人
体温38℃以上（有熱期）の人
①急性炎症症状（倦怠感、悪寒、血圧変動など）の強い時期
②衰弱している時
捻挫、肉離れなど、急性（疼痛性）疾患の人
■使用しても効果が現れない場合、医師または専門家に相談してください。
■使用する前には、次のことに注意してください。
・本体に割れなどがないかを点検し、割れなどがある場合は使用しないでください
・本体から銅線が出ている場合は使用しないでください
■使用中には、次のことに注意してください。
・身体に異常を感じた時には、使用を直ちに中止してください
・装着部に発疹、発赤、かゆみなどの症状が現れた場合は、使用を直ちに中止してください
・他の治療器と同時に使用しないでください

製造販売業及び製造業者
製造販売業者　愛知電子工業株式会社
製造業者　株式会社ユニカ　仙台第二事務所
住所：宮城県仙台市太白区あすと長町4-2-58　電話：022-304-1162